第一種衛生管理者免許試験対策

合格するために覚えておきたい！

有害業務の

最重要
ポイント
90

労働安全·衛生コンサルタント

田中 通洋

労働調査会

は じ め に

　令和 4 年度の第一種衛生管理者免許試験の受験者数は約 7 万人を数えますが、合格率は約 45％と半数以上の受験者が、再度の受験を余儀なくされているのが現状です。筆者は長年、衛生管理者免許試験の受験指導に携わってきましたが、不幸にして合格できなかった要因としては、3 つの試験科目のうち「関係法令」と「労働衛生」に含まれる、有害業務に関する問題について、十分な得点を得ることができなかったのではないかと考えています。特に、製造業の現場などで、有害業務に携わった経験がない受験者にとっては、苦手な問題といえるでしょう。逆に言えば、有害業務に関する問題で確実に得点を上げることができれば、合格への道は開けてくるはずです。

　ここで、衛生管理者免許試験の合格基準を確認しますと、試験問題の正答率 6 割 ——具体的には「関係法令」「労働衛生」「労働生理」の科目ごとの得点が 40％以上で、かつ、3 科目の合計点が 60％以上—— をクリアする必要があります。有害業務に関する試験問題は、全 44 問中 20 問を占めていますので、ここで確実に得点することが重要なのです。

　本書は、こうした観点から企画した書籍で、第一種衛生管理者免許試験の受験者を対象に、有害業務に関する試験問題対策に特化した参考書として企画しました。有害業務の出題範囲を 31 分野に分類し、そこから抽出した 90 の「最重要ポイント」を押さえることによって、確実に得点アップできるように構成しています。

　本書の使い方の一例として、衛生管理者免許試験対策講習会の受講者の場合、講習会受講後、実際に受験するまでの期間に、本書を使って有害業務に関する試験問題の知識を集中的に確認すれば、合格をより確実に引き寄せることができると思います。独習者の方の場合は、信頼できるテキスト、問題集と本書を併用して学習することをお勧めします。

労働安全・衛生コンサルタント　　田中 通洋

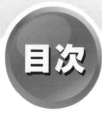

目次

関 係 法 令

労 働 衛 生

＜法令名の略称＞

安 衛 法：労働安全衛生法	事務所則：事務所衛生基準規則
安 衛 令：労働安全衛生法施行令	粉じん則：粉じん障害防止規則
安 衛 則：労働安全衛生規則	石 綿 則：石綿障害予防規則
有 機 則：有機溶剤中毒予防規則	測 定 法：作業環境測定法
鉛 則：鉛中毒予防規則	労 基 法：労働基準法
特 化 則：特定化学物質障害予防規則	労 基 則：労働基準法施行規則
電 離 則：電離放射線障害防止規則	女 性 則：女性労働基準規則
酸 欠 則：酸素欠乏症等防止規則	年 少 則：年少者労働基準規則

本書の使いかた

試験科目

関係法令

14 酸素欠乏症等防止規則

それぞれの出題
内容のあらまし
をコンパクトに
紹介

　低い酸素濃度の空気を一呼吸するだけで命を無くすこともあるように、酸欠災害は致死率が高い災害です。また、被災者を救出しようとした者が、知識不足によって現場に立ち入ることによって起きる二次災害が多いのも特徴です。濃度測定、換気などの基本的な対策がとても大切です。

最重要ポイント35

▶ 酸素欠乏状態など（安衛令別表第6、酸欠則第2条）
（1）酸素欠乏状態 ⇒ 酸素濃度が18％未満の状態
（2）硫化水素中毒に被災する危険のある状態 ⇒ 硫化水素の濃度が100万分の10（10ppm）を超える状態
（3）第一種酸素欠乏危険作業 ⇒ 酸素欠乏症にかかるおそれのある場所における作業
（4）第二種酸素欠乏危険作業 ⇒ 酸素欠乏症及び硫化水素中毒にかかるおそれのある場所における作業
（5）安衛令別表第6に掲げられている酸素欠乏危険場所11か所の中で、次の2か所で行われる作業が、第2種酸素欠乏危険作業となる。
　① 海水が滞留しており、若しくは滞留したことのある熱交換器、管、暗きょ、マンホール、溝若しくはピット又は海水を相当期間入れてあり、若しくは入れたことのある熱交換器等の内部。
　② し尿、腐泥、汚水、パルプ液その他腐敗し、又は分解しやすい物質を入れてあり、又は入れたことのあるタンク、船倉、槽、管、暗きょ、マンホール、溝又はピットの内部。

 最重要ポイント

有害業務の試験範囲の中から、合格するために最低限必要な知識を網羅した「最重要ポイント」をピックアップしました。この「最重要ポイント」を押さえておけば、有害業務の試験問題のほとんどで正答を得ることができます。できるだけ暗記するように心がけてください。

ここに注目!

（1）**「最重要ポイント35」**の（5）の ①、② 以外の9か所の酸素欠乏危険場所で行われる作業が、第一種酸素欠乏危険作業である。<u>数の少ないほうの2か所を覚えれば、第一種なのか第二種なのかの判断が付く。</u>

（2）作業環境測定 ⇒ 第一種の作業においては**酸素濃度**を、第二種の作業においては**酸素と硫化水素濃度**を測定する。

（3）作業主任者 ⇒ 第一種の作業においては、**酸素欠乏危険作業主任者技能講習修了者、あるいは酸素欠乏・硫化水素危険作業主任者技能講習修了者**を、第二種の作業においては、必ず**酸素欠乏・硫化水素危険作業主任者技能講習修了者**を選任する必要がある。

最重要ポイント36

▶ **作業環境測定、換気（酸欠則第3条、同第5条、同第11条）**

（1）作業環境測定を行うタイミング
① その日の作業を開始する前
② 作業に従事するすべての労働者が作業を行う場所を離れた後再び作業を開始する前
③ 労働者の身体、換気装置等に異常があったとき

（2）換気するときは、純酸素を使用してはならない

ここに注目!

「作業環境測定」、ならびに「測定器具、換気装置、空気呼吸器等の点検」は、作業主任者の職務（作業主任者が必ず行わないといけない）となっている。

ここに注目!

「最重要ポイント」を補足し、その理解を深めるための情報をまとめました。試験問題から正答を得るためのポイントにもなりますので、必ず目を通すようにしてください。

最重要ポイント37

▶ **呼吸用保護具（酸欠則第5条の2、同第16条）**

（1）酸素欠乏危険場所においては、作業場所の環境とは別の環境（遠く離れた場所からホースで、あるいはボンベ）から清浄な空気、あるいは酸素を供給する方式の呼吸用保護具（給気式呼吸用保護具）を使用する

（2）給気式呼吸用保護具は、自給式呼吸器（空気呼吸器、酸素呼吸器）、ならびに送気マスクである

（3）ろ過式呼吸用保護具である防じんマスク、防毒マスク、電動ファン付き呼吸用保護具は酸素欠乏危険場所では絶対に使用してはならない

 知ってますか！

　防毒マスクに使用する吸収缶として、硫化水素用の吸収缶が市販されている。この吸収缶を使用するためには、おおよその環境中の濃度を予測した上で吸収缶の交換頻度を見極めることが必要となる。しかし、酸素欠乏危険場所における硫化水素濃度は、工場などの現場と異なり、おおよその濃度を予測することができない。したがって、酸素欠乏危険場所では絶対に使用してはならない。

 知ってますか！

受験勉強の第一の目的は試験に合格することにありますが、合格することにこだわるだけでは、たとえ試験に合格しても、「衛生管理者として最低限必要な知識」の表面をなぞっただけに過ぎなくなる危険性があります。ここでは、第一種衛生管理者のまわりに存在し、衛生管理者の実務に結び付く知識をまとめました。試験問題に対する理解を深めることにもつながりますので、ぜひご一読ください。

公表試験問題を解いてみよう！

問 酸素欠乏症等防止規則に関する次の記述のうち、誤っているもの
はどれか。
（1）酸素欠乏とは、空気中の酸素の濃度が18％未満である状態をい
う。
（2）海水が滞留したことのあるピットの内部における作業について
は、酸素欠乏危険作業主任者技能講習を修了した者のうちから、
酸素欠乏危険作業主任者を選任しなければならない。
（3）第一種酸素欠乏危険作業を行う作業場については、その日の作
業を開始する前に、当該作業場における空気中の酸素の濃度を測
定しなければならない。
（4）酸素又は硫化水素の濃度が法定の基準を満たすようにするため
に酸素欠乏危険作業を行う場所を換気するときは、純酸素を使用
してはならない。
（5）し尿を入れたことのあるポンプを修理する場合で、これを分解
する作業に労働者を従事させるときは、指揮者を選任し、作業を
指揮させなければならない。

（令和5年4月公表問題の問6）

57

 公表試験問題を解いてみよう！

（公財）安全衛生技術試験協会では、毎年4月と10月の2回、ホームペー
ジ上で過去に出題された試験問題を公表しています。その中から、よく出
題される典型的な試験問題を厳選して掲載しました。これまでに学んだ知
識がきちんと身に付いているかどうかを確認するために、実際に解いてみ
てください。なお、この試験問題の解答は116ページに掲載しました。

出題内容			試験問題公表年月
Ⅰ 労働安全衛生法および関係法令に関する問題	1 労働安全衛生法	総則	
		有害業務の安全衛生管理体制	
		建築物貸与者の措置等	
		譲渡等の制限（労働衛生保護具など）	
		定期自主検査	
		有害物質に関する規制（製造許可など）	
		有害業務の安全衛生教育	
		作業環境測定	
		有害業務の健康診断	
		健康管理手帳	
		免許等	
		監督署への提出書類（有害業務）	
		労働安全衛生規則（有害業務）	
		有機溶剤中毒予防規則	
		鉛中毒予防規則	
		四アルキル鉛中毒予防規則	
		特定化学物質等障害予防規則	
		高気圧作業安全衛生規則	
		電離放射線障害防止規則	
		酸素欠乏症等防止規則	
		粉じん障害防止規則	
		石綿障害予防規則	
	2 じん肺法	じん肺法	
	3 作業環境測定法	作業環境測定法	
Ⅱ 労働基準法に関する問題		総則	
		有害業務に関わる労働時間	
		有害業務に関わる年少者及び女性保護	
		災害補償	

	H31.4	R1.10	R2.4	R2.10	R3.4	R3.10	R4.4	R4.10	R5.4	R5.10	出題回数
											2
	●●	●●	●●	●●	●●	●●	●●	●	●●	●	55
											0
		●	●	●	●	●	●	●			24
						●			●		20
	●	●	●	●		●	●	●		●	25
	●		●		●	●		●	●	●	29
	●			●	●			●	●	●	28
							●				25
	●	●									19
										●	11
					●	●					7
	●	●		●			●		●	●	23
	●	●	●	●	●	●	●	●	●	●	38
											0
											0
											18
											0
			●				●			●	6
		●	●	●	●			●	●		36
	●				●	●				●	16
		●					●	●			8
								●	●		5
			●								3
											0
		●			●						19
	●		●	●		●	●	●	●	●	26
											0

「出題回数」は平成13年3月〜令和5年10月に公表された46回分の試験問題から集計

公表問題出題傾向分析　労働衛生（有害業務）

出題内容			試験問題公表年月
I「作業環境要素」および「職業性疾病」に関する問題	1 化学物質管理		化学物質のリスクアセスメント
	2 有害化学物質とそれによる職業性疾病		有害化学物質
	3 有害エネルギーとそれによる職業性疾病		高温寒冷
			異常気圧
			騒音
			振動
			電離放射線
			有害光線等
	4 全般（様々な職業性疾病を含んだ問題）		全般
II「作業環境管理」に関する問題			作業環境管理の意義と目的
			作業環境測定（測定結果の評価を含む）
			有害物質に対する作業環境改善
			有害物質の分類と状態
			有害エネルギーに対する作業環境改善
III「作業管理」に関する問題			作業管理
			労働衛生保護具
IV「健康管理」に関する問題			有害業務の健康管理

	H31.4	R1.10	R2.4	R2.10	R3.4	R3.10	R4.4	R4.10	R5.4	R5.10	出題回数
	●	●	●	●	●	●	●	●	●	●	15
	●●●●▲	●●●▲▲	●●●▲▲	●●●▲▲	●●●▲▲	●▲	●●●▲	●●●▲▲	●●▲▲	●●	158
	▲▲	▲	▲		▲	▲	▲	▲	▲	▲▲	59
	▲	▲		▲	▲	▲	▲	▲	●	▲	39
			▲			●			●	●	35
		▲	▲	▲	▲	▲			▲	▲	25
	▲	●		▲		●▲	▲	●▲	▲		32
										●▲	28
	●	●	●	●	●	●	●	●	●	●	33
							●			●	2
	●	●	●	●	●	●					34
									●	●	15
	●	●	●	●	●	●		●	●	●	30
											5
		●				●					10
	●	●	●		●	●	●	●	●		44
		●	●	●	●	●	●	●	●		37

▲：問題文の五枝のうち一枝で取り上げられているもの
「出題回数」は平成 13 年 3 月～令和 5 年 10 月に公表された 46 回分の試験問題から集計

関係法令

① 有害業務に係わる安全衛生管理体制

> 一定の有害な業務に労働者を従事させている事業場は、基本的な安全衛生管理体制を敷いた上で、さらに有害業務を踏まえた規定に沿って体制を整える必要があります。

最重要ポイント1

▶ **衛生管理者の専任**が必要な条件（安衛則第7条第1項第5号）

（1）常時1000人を超える労働者を使用する事業場、もしくは

（2）常時500人を超え、かつ一定の有害業務（坑内労働または労基則第18条各号に掲げる業務）に常時30人以上の労働者を従事させる事業場

最重要ポイント2

▶ **衛生工学衛生管理者の選任**が必要な条件（安衛則第7条第1項第6号）

常時500人を超え、かつ一定の有害業務（坑内労働または労基則第18条第1号、3号〜5号、もしくは9号の業務）に常時30人以上の労働者を従事させる事業場

👀 ここに注目！

（1）衛生管理者の**専任条件に係わる有害業務**と、衛生工学衛生管理者の**選任条件に係わる有害業務**の対象が異なることを確認しておく

（2）具体的には、**多量の低温物体を取り扱う業務若しくは著しく寒冷な場所における業務（労基則第18条第2号）、重量物の取扱い等重激なる業務（労基則第18条第7号）**などは、衛生工学衛生管理者の**選任**条件に係わる有害業務の対象にはなっていない

有害な業務	衛生管理者の専任義務対象	衛生工学衛生管理者の選任義務対象	産業医の専属の選任の義務対象
坑内労働	○	○	○
多量の高温物体を取り扱う若しくは著しく暑熱な場所での業務	○	○	○
多量の低温物体を取り扱う若しくは著しく寒冷な場所での業務	○		○
放射線等有害光線にさらされる業務	○	○	○
じんあい又は粉末が飛散する場所の業務	○	○	○
異常気圧下における業務	○	○	○
身体に著しい振動を与える業務	○		○
重量物の取扱い等重激な業務	○		○
強烈な騒音を発する場所における業務	○		○
深夜業を含む業務			○
有害物質を取り扱う業務			○
有害物質のガス、蒸気、粉じんが発散する場所における業務	○	○	○
病原体によって汚染のおそれが著しい業務			○

最重要ポイント3

▶ **専属の産業医の選任が必要な事業場（安衛則第13条第1項第3号）**

① 常時1000人以上の労働者を使用する事業場、もしくは

② 一定の有害業務など（安衛則第13条第1項第3号）に常時500人以上の労働者を従事させる事業場

 ここに注目！

（1）衛生管理者の<u>専任</u>条件に係わる有害業務と、<u>専属</u>の産業医の選任に係わる有害業務などの対象が異なることを確認しておく

（2）具体的には、<u>深夜業を含む業務（安衛則第13条第1項第3号ヌ）</u>、<u>病原体によって汚染のおそれが著しい業務（安衛則第13条第1項第3号ワ）</u>などは、衛生管理者の<u>専任条件に係わる有害業務</u>の対象にはなっていない

最重要ポイント4

▶ **衛生委員会の構成員（安衛法第18条第3項）**

作業環境測定士は、衛生委員会の構成員として、必ず入っていなければならない者ではない。

最重要ポイント5

▶ **作業主任者の選任が必要となる衛生管理関係の業務（安衛則第16条第1項、別表第1）**

■ 次に掲げる 9 つの業務

No.	作業	作業主任者名	資格
①	高圧室内作業	高圧室内作業主任者	免許
②	エックス線に係わる一定の作業	エックス線作業主任者	免許
③	ガンマ線照射装置を用いて行う透過写真の撮影の作業	ガンマ線透過写真撮影作業主任者	免許
④	特定化学物質を製造し、又は取り扱う作業	特定化学物質作業主任者	技能講習修了証
⑤	鉛に係わる一定の作業	鉛作業主任者	技能講習修了証
⑥	四アルキル鉛等の業務に係わる一定の作業	四アルキル鉛等作業主任者	技能講習修了証
⑦	酸素欠乏危険場所における作業	酸素欠乏危険作業主任者	技能講習修了証
⑧	有機溶剤を製造し、又は取り扱う作業	有機溶剤作業主任者	技能講習修了証
⑨	石綿を試験研究のため製造し、又は取り扱う作業	石綿作業主任者	技能講習修了証

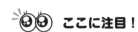 ここに注目！

▶ **作業主任者の選任が求められていない代表的な（＝試験問題によく取り上げられる）業務**

① レーザー光線に係わる業務

② 超音波に係わる業務

③ 潜水業務 （潜水士の資格（免許）が必要な就業制限業務となっている）

④ 試験・研究で有害な化学物質（特定化学物質、鉛、有機溶剤、石綿）を取り扱う作業

⑤ 鉛業務の内、はんだ付けの業務（鉛則第 1 条リ）、鉛の焼き入れ、焼き戻しなどの業務（鉛則第 1 条ヲ）

⑥ 粉じん作業（セメントの袋詰め作業など）

① 選任、専任、ならびに専属

　「選任」は、選んで任に当たらせるという意味。「専任」は、専らその任に当らせるという意味。「専属」は、その組織に所属しているという意味。

② 免許と技能講習修了証

　「免許」は、国家試験に合格して取得する資格。「技能講習修了証」は、決められた技能講習を修了した者に与えられる資格。

③ 金属アーク溶接作業

　令和2（2020）年4月に安衛法令の改正があり、溶接ヒュームが特定化学物質に追加された。現時点では、金属アーク溶接作業は、「粉じん」として粉じん則に沿った健康障害防止対策（じん肺予防）とともに、「特定化学物質」として特化則に沿った健康障害防止対策（マンガンによる健康障害の予防）も同時に求められている。したがって、作業主任者についても、特定化学物質作業主任者の選任が求められている。

公表試験問題を解いてみよう！

問 1　次のAからDの作業について、法令上、作業主任者の選任が義務付けられているものの組合せは（1）～（5）のうちどれか。

　A　水深10 m以上の場所における潜水の作業
　B　セメント製造工程においてセメントを袋詰めする作業
　C　製造工程において硫酸を用いて行う洗浄の作業
　D　石炭を入れてあるホッパーの内部における作業

（1）A，B
（2）A，C
（3）A，D
（4）B，C
（5）C，D

（令和5年4月公表問題の問2）

公表試験問題を解いてみよう！

問 2　次の免許のうち、労働安全衛生法令に定められていないものはどれか。

（1）潜水士免許
（2）高圧室内作業主任者免許
（3）エックス線作業主任者免許
（4）石綿作業主任者免許
（5）ガンマ線透過写真撮影作業主任者免許

（令和5年10月公表問題の問3）

関係法令

2 譲渡等の制限

健康障害を防止するために使用する機械等の一部のものは、厚生労働大臣が定めた規格の内容を満たしていなければ譲渡等が禁止されています。合わせて、一部のものは、規格に沿った検定試験に合格したもの（型式検定合格品）を使用することが求められています。

最重要ポイント6

▶ **衛生関係で規格が定められている機械等（安衛法第42条、同別表第2、安衛令第13条第3項）**

（1）防じんマスク

（2）防毒マスク

（3）電動ファン付き呼吸用保護具

（4）再圧室

（5）潜水器

（6）定格管電圧10Kv以上のエックス線装置

（7）ガンマ線照射装置

（8）排気量40cm³以上の内燃機関を内蔵するチェンソー

ここに注目！

▶ **労働衛生管理に必要となる「測定器」、「計測機器類」は、対象に含まれていない。**

最重要ポイント7

▶ **規格が定められている３つの労働衛生保護具（安衛法第42条、同別表第２、安衛令第13条第５項、安衛則第26条、同第26条の２）**

（１）防じんマスク（ろ過材及び面体を有するもの）

（２）防毒マスク（吸収缶は、ハロゲンガス用、有機ガス用、一酸化炭素用、アンモニア用、亜硫酸ガス用の５種類）

（３）電動ファン付呼吸用保護具（防じん機能を有する電動ファン付き呼吸用保護具、防毒機能を有する電動ファン付き呼吸用保護具（吸収缶は、ハロゲンガス用、有機ガス用、アンモニア用、亜硫酸ガス用の４種類））

 ここに注目！

（１）　規格が定められている労働衛生保護具は、**防じんマスク、防毒マスク、電動ファン付き呼吸用保護具**の３つであることをきちんと確認しておく。聴覚保護具（耳栓、イヤーマフ）、保護めがねなどには、厚生労働省の規格はない。

（２）　規格が定められている防毒マスクの吸収缶５種類（**ハロゲンガス用、有機ガス用、一酸化炭素用、アンモニア用、亜硫酸ガス用**）をよく確認しておく。これ以外の吸収缶は、JIS規格などを満たした製品となっている。

知ってますか！

　電動ファン付き呼吸用保護具とは、防じんマスクあるいは防毒マスクに電動ファンが内蔵されており、着用者の肺の力ではなく、電動ファンの力で、環境空気をろ過材を通して吸引し、清浄な空気をインターフェイス（面体、フードなど）内に送る保護具である。

公表試験問題を解いてみよう！

問1　厚生労働大臣が定める規格を具備しなければ、譲渡し、貸与し、又は設置してはならない機械等に該当するものは、次のうちどれか。

（1）聴覚保護具

（2）防振手袋

（3）化学防護服

（4）放射線装置室

（5）排気量40㎤以上の内燃機関を内蔵するチェーンソー

（令和4年10月公表問題の問5）

 公表試験問題を解いてみよう！

問2　次のAからDの機械等について、法令上、厚生労働大臣が定める規格を具備しなければ、譲渡し、貸与し、又は設置してはならないものの組合せは（1）～（5）のうちどれか。

　　A　放射線測定器

　　B　防音保護具

　　C　ハロゲンガス用防毒マスク

　　D　電動ファン付き呼吸用保護具

（1）A，B

（2）A，C

（3）A，D

（4）B，D

（5）C，D

（令和3年10月公表問題の問5）

③ 定期自主検査

健康障害を防止するために使用する機械等の一部のものは、定期自主検査を定期的に行い、検査結果を保存しておくことが義務付けられています。自動車に例えると、車検のような検査で、検査項目、ならびに異常が見つかった場合の補修の義務も課せられています。

 最重要ポイント8

▶ **定期自主検査対象の設備（安衛法第45条、安衛令第15条）**

（1）局所排気装置（有機溶剤、特定化学物質第1類と第2類、およびじん肺を引き起こす危険がある粉じんを取り扱う屋内作業場に設置されているもの）

（2）プッシュプル型換気装置（有機溶剤、特定化学物質第1類と第2類、およびじん肺を引き起こす危険がある粉じんを取り扱う屋内作業場に設置されているもの）

（3）除じん装置（特定化学物質第1類と第2類の粉じんを含有するものを取り扱う屋内作業場に設置されているもの、ならびに粉じん則で定められている一定の屋内作業場に設置されているもの）

（4）特定化学設備（特定化学物質第3類等を取り扱う設備）

（5）排ガス処理装置

（6）排液処理装置

（7）透過写真撮影用ガンマ線照射装置

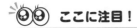 **ここに注目！**

（1）局所排気装置、あるいはプッシュプル型換気装置の設置義務、ならびに定期自主検査の実施義務は、法令上の有機溶剤を取り扱う屋内作業場が対象なので、特性は有機溶剤であっても、有機則の規制の対象ではない化学物質を取り扱っている設備は対象ではない。問題で取り上げられる、物性が有機溶剤と同様な規制外の化学物質の代表例は、「エチルアルコール（エタノール）」。反対に、「トルエン、キシレン、メタノール、アセトン、酢酸エチルなど」の、規制の掛かっている代表的な有機溶剤も確認しておきたい。

（2）局所排気装置、あるいはプッシュプル型換気装置の設置義務、ならびに定期自主検査の実施義務は、法令上の特定化学物質第1類と第2類を取り扱う屋内作業場が対象なので、特定化学物質第3類を取り扱っている設備は対象ではない。問題で取り上げられる**特定化学物質第3類の代表例は、「アンモニア、塩化水素、硝酸、硫酸、フェノールなど」**。

（3）局所排気装置、あるいはプッシュプル型換気装置の設置義務、ならびに定期自主検査の実施義務は、法令上の粉じん（じん肺を引き起こす危険がある固体）を取り扱う屋内作業場が対象なので、じん肺を引き起こす危険のない固体を取り扱っている設備は対象でない。問題で取り上げられる**じん肺を引き起こす危険性のない固体は、「小麦粉、木粉、樹脂粉など」**。

▶ **各設備の検査実施頻度と記録保存年数（有機則、特化則、粉じん則、電離則の関連条文）**

（1）局所排気装置、プッシュプル型換気装置、除じん装置、排ガス処理装置、排液処理装置 ⇒ 1年以内ごとに1回

（2）特定化学設備 ⇒ 2年以内ごとに1回

（3）透過写真撮影用ガンマ線照射装置 ⇒ 1か月ごとに1回

（4）記録保存年数 ⇒ 3年間

 ここに注目！

　前記した定期自主検査の対象となっている設備は、計画の届出が必要となる（安衛法第88条、安衛則第85条別表第7）。一方、計画の届出の対象となっているが、定期自主検査の対象にはなっていない設備もある。これに該当する設備が問題で取り上げられることもあるので、代表的な設備を確認しておきたい。具体的には、「有機則及び石綿則に関わる全体換気装置」、ならびに「型ばらし装置」、「エックス線装置」。

公表試験問題を解いてみよう！

問1 次の装置のうち、法令上、定期自主検査の実施義務が規定されているものはどれか。
（1）塩化水素を重量の20%含有する塩酸を使用する屋内の作業場所に設けた局所排気装置
（2）アーク溶接を行う屋内の作業場所に設けた全体換気装置
（3）エタノールを使用する作業場所に設けた局所排気装置
（4）アンモニアを使用する屋内の作業場所に設けたプッシュプル型換気装置
（5）トルエンを重量の10%含有する塗料を用いて塗装する屋内の作業場所に設けた局所排気装置

（令和5年4月公表問題の問4）

 公表試験問題を解いてみよう！

問2 次の装置のうち、法令上、定期自主検査の実施義務が規定されているものはどれか。
（1）木工用丸のこ盤を使用する屋内の作業場所に設けた局所排気装置
（2）塩酸を使用する屋内の作業場所に設けた局所排気装置
（3）アーク溶接を行う屋内の作業場所に設けた全体換気装置
（4）フェノールを取り扱う特定化学設備
（5）アンモニアを使用する屋内の作業場所に設けたプッシュプル型換気装置

（令和3年10月公表問題の問2）

関係法令

4 有害物質に関する規制

有害物質に対する規制として、製造を禁止している物質、製造に際して国の許可が必要となる物質が決められています。また、容器に表示、安全データシート（SDS）の譲渡先への提供が必要な物質（リスクアセスメント対象物質）なども決められています。

最重要ポイント10

▶ **製造禁止物質（安衛法第55条、安衛令第16条）**

（1）黄りんマッチ

（2）ベンジジン及びその塩

（3）4-アミノジフェニル及びその塩

（4）石綿

（5）4-ニトロジフェニル及びその塩

（6）ビス（クロロメチル）エーテル

（7）ベーターナフチルアミン及びその塩

（8）ベンゼンを含有するゴムのり

最重要ポイント 11

▶ **製造に際し、国の許可が必要な物質（安衛法第56条、安衛令第17条、同別表第3第1号）は、具体的には、特定化学物質の第1類物質が該当する**

（1）ジクロルベンジジン及びその塩

（2）アルファーナフチルアミン及びその塩

（3）塩素化ビフェニル（別名ＰＣＢ）

（4）オルトートリジン及びその塩

（5）ジアニシジン及びその塩

（6）ベリリウム及びその化合物

（7）ベンゾトリクロリド

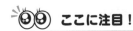 **ここに注目！**

似たような名称の物質などは、名称をきちんと確認しておく。例えば、

● 「ベーターナフチルアミン」と「アルファーナフチルアミン」

● 「ベンジジン」と「ジクロルベンジジン」

● 「塩素化ビフェニル」と「塩化ビニル（第2類物質）」

● 「ベンゼンを含有するゴムのり」と「ベンゼン（第2類物質）」

など。

17

知ってますか！

　製造禁止物質、製造に際し国の許可が必要な物質以外に、容器に表示、安全データシート（ＳＤＳ）の譲渡先への提供が必要な物質（表示・通知対象物質＝リスクアセスメント対象物質）も決められている。この表示・通知対象物質は、今後毎年追加されていく運びとなっている。この表示・通知対象物質（リスクアセスメント対象物質）は、膨大な数があるので、全て暗記しないと解けないような問題の出題はないものと予想される。令和6（2024）年4月から本格的に展開される「化学物質の自律的管理」の取り組みの概要は学んでおくことをお勧めしておきたい。

【参考図書】『化学物質管理者専門的講習テキスト　総合版』（一社）日本規格協会刊
　☆　「化学物質管理者」とは、表示・通知対象物質（リスクアセスメント対象物質）を扱う全ての事業場に、令和6（2024）年4月から選任が求められる者。事業場における化学物質の管理に係る技術的事項を管理する者として位置付けられており、表示及び通知に関する事項、リスクアセスメントの実施及び記録の保存、ばく露低減対策、労働災害発生時の対応、労働者の教育等に携わることになっている。本書は、厚生労働大臣が定める、化学物質の管理に関する講習のカリキュラムを網羅した、厚生労働省発行のテキストをベースとしたテキストで、カリキュラムに盛り込まれている実習内容も追加されている。さらに、押さえておきたい通達類や各種資料など化学物質管理者に必要な情報が総合的にまとまった便利な一冊となっているので、化学物質管理者ばかりではなく、化学物質の自律的管理に携わる、衛生管理者の実務にも役立つ内容となっている。
　　本書の主な内容は以下のとおり。

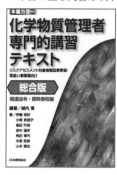

　第1章　化学物質管理者
　第2章　化学物質管理に関する法令
　第3章　化学物質による労働災害事例
　第4章　化学物質又は混合物の危険性・有害性
　第5章　ばく露の指標
　第6章　化学物質等のリスクアセスメント（リスクの見積り・評価）
　第7章　リスクアセスメント（リスク低減対策）
　第8章　職場の見回り、教育、緊急時対策
　第9章　健康管理、健康診断
　第10章　受講者の作業場に合わせたリスクアセスメント実習（実習の進め方）
　第11章　化学物質の自律的な管理　何から始める？

公表試験問題を解いてみよう！

問1 次の特定化学物質を製造しようとするとき、労働安全衛生法に基づく厚生労働大臣の許可を必要としないものはどれか。

（1）オルト－トリジン
（2）エチレンオキシド
（3）ジアニシジン
（4）ベリリウム
（5）アルファ－ナフチルアミン

（令和4年10月公表問題の問2）

公表試験問題を解いてみよう！

問2 次の化学物質のうち、これを製造しようとする者が、あらかじめ、厚生労働大臣の許可を受けなければならないものはどれか。

（1）クロロメチルメチルエーテル
（2）ベータ－プロピオラクトン
（3）エチレンイミン
（4）パラ－ニトロクロルベンゼン
（5）ジアニシジン

（平成29年4月公表問題の問2）

関係法令

5 有害業務における安全衛生教育 (特別教育)

　一定の有害業務に労働者を就かせる時は、対象となる業務の有害性について教育することが事業者に義務付けられています。対象となる有害な業務は、急性障害が懸念される業務、あるいは健康影響を引き起こした事例が多い業務などとなっています。

 最重要ポイント 12

▶ **特別教育の対象となっている主な有害業務 (安衛法第 59 条第3項、安衛則第 36 条)**

（1）チェーンソーを用いて行う立木の伐採などの業務

（2）高圧室内作業（また、これに付随する業務として、「高圧作業室、あるいは気こう室へ送気する空気圧縮機の運転業務」、さらに「これらの室、あるいは潜水作業者へ送気するバルブ、コックの操作業務」、「再圧室の操作業務」なども対象となっている）

（3）四アルキル鉛等業務

（4）酸素欠乏危険場所における業務

（5）エックス線装置又はガンマ線照射装置を用いて行う透過写真の撮影の業務

（6）特定粉じん作業に係る業務

（7）ダイオキシン類にさらされるおそれのある廃棄物焼却炉においてばいじん、焼却灰などを取り扱う業務

（8）石綿を取り扱う業務

👀 **ここに注目！**

▶ **下記にあげる、特別教育の対象となっていない業務をよく確認しておく。**

（1） チェンソーを取り扱う業務が対象になっているが、<u>**チェンソー以外の振動工具の取扱い業務**</u>は対象となっていない。

（2） 高圧下の業務として、潜水作業があるが、<u>**潜水作業は就業制限業務**</u>（安衛法第 61 条、安衛令第 20 条）となっており、作業を行う者は潜水士の資格（免許）が必要な業務となっている。

（3） 特別規則が設けられている、<u>**有機溶剤取り扱い業務、特定化学物質取り扱い業務、鉛取り扱い業務**</u>は、特別教育の対象となっていない。

（4） エックス線装置、ガンマ線照射装置については、透過写真の撮影業務だけが特別教育の対象となっている。例えば、<u>**エックス線回折装置による分析業務**</u>などは対象外。

（5） 粉じん作業は、特定粉じん作業のみが対象となっている。特定粉じん作業とは、一部の例外を除いて<u>**「屋内作業場で、発じんを抑制するための設備対策（局所排気装置など）が施せる作業場における作業」**</u>と理解してほしい。したがって、一部の例外を除いて特定粉じん作業は、頭に「屋内の」という表現が付いている。試験に出る代表的な特定粉じん作業は、次の通りである。<u>**「15.（関係法令）粉じん障害防止規則」**</u>も参照のこと。

　（a）<u>**屋内の**</u>、鉱物、金属を動力（手持ち式、可搬式動力工具を除く）により研磨材で研磨する箇所での作業

　（b）<u>**屋内の**</u>、セメント、フライアッシュを袋詰めする箇所での作業

（6） 前記した（a）の特定粉じん作業において、<u>**手持ち式、可搬式動力工具は対象から除外**</u>されていることも確認しておいてほしい。

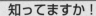

知ってますか!

（1）金属アーク溶接作業は、粉じん則の特定粉じん作業に該当していないため、粉じんの有害性に関わる特別教育を実施する対象にはなっていないが、感電等の危険性に関わる特別教育（安衛則第36条第1項第3号）は実施することとなっている。

（2）令和2年（2020）年4月の特定化学物質障害予防規則の改正によって、金属アーク溶接作業において求められることとなった新たな規制の主な事柄は、次の通りである。

① 屋内作業場については、全体換気装置による換気の実施又はこれと同等以上の措置を講じなければならない。

② 作業を継続して行う屋内作業場においては、労働者の身体に装着する機器等を用いて、空気中の溶接ヒュームの濃度を測定しなければならない。

③ 屋内作業場、屋外作業場を問わず、労働者に有効な呼吸用保護具を使用させなければならない。

④ 作業を継続して行う屋内作業場においては、②の測定結果に応じて、適切な呼吸用保護具を使用させなければならない。

⑤ 作業を継続して行う屋内作業場においては、1年以内ごとに1回、定期に、呼吸用保護具が適切に装着されていることを確認（フィットテスト）し、その結果を3年間保存しなければならない。

公表試験問題を解いてみよう！

問1 次の業務に労働者を就かせるとき、法令に基づく安全又は衛生のための特別の教育を行わなければならないものに該当しないものはどれか。

（1）石綿等が使用されている建築物の解体等の作業に係る業務
（2）高圧室内作業に係る業務
（3）有機溶剤等を用いて行う接着の業務
（4）廃棄物の焼却施設において焼却灰を取り扱う業務
（5）エックス線装置を用いて行う透過写真の撮影の業務

（令和5年4月公表問題の問3）

 公表試験問題を解いてみよう！

問2 次の業務のうち、労働者を就かせるとき、法令に基づく安全又は衛生のための特別の教育を行わなければならないものはどれか。

（1）チェーンソーを用いて行う造材の業務
（2）エックス線回折装置を用いて行う分析の業務
（3）特定化学物質を用いて行う分析の業務
（4）有機溶剤等を入れたことがあるタンクの内部における業務
（5）削岩機、チッピングハンマー等チェーンソー以外の振動工具を取り扱う業務

（令和3年4月公表問題の問5）

関係法令

6 作業環境測定

　一定の有害業務を行う作業場などでは、定められた項目について作業環境測定を行い、その結果を記録することが求められています。測定項目には、有害な化学物質の環境中の濃度、また騒音、温度などがあります。

最重要ポイント 13

▶ **作業環境測定を行うべき作業場と測定の種類等（安衛法第65条、ならびに安衛則、各特別規則）**

■ 作業環境測定を行うべき作業場と測定の種類等 ·····················

	作業場の種類 （安衛令第21条）	測定項目	測定回数	記録の保存年
○1	土石、岩石、鉱物、金属または炭素の粉じんを著しく発散する屋内作業場	空気中の粉じん濃度、遊離けい酸含有率	6か月以内ごとに1回	7
2	暑熱、寒冷または多湿の屋内作業場	気温、湿度、ふく射熱	半月以内ごとに1回	3
3	著しい騒音を発する屋内作業場	等価騒音レベル	6か月以内ごとに1回	3
4	坑内の作業場 （1）炭酸ガスが停滞する作業場	空気中の炭酸ガス濃度	1か月以内ごとに1回	3
	（2）通気設備のある作業場	通気量	半月以内ごとに1回	3
	（3）28℃を超える作業場	気温	半月以内ごとに1回	3
5	中央管理方式の空気調和設備を設けている建築物の室で、事務所の用に供されているもの	一酸化炭素濃度および二酸化炭素の含有率、室温および外気温、相対湿度	2か月以内ごとに1回	3

6	放射線業務を行う作業場	（1）放射線業務を行う管理区域	外部放射線による線量当量率	1か月以内ごとに1回	5
		○（2）放射性物質取扱作業室	空気中の放射性物質の濃度	1か月以内ごとに1回	5
		○（3）事故由来廃棄物等取扱施設			
		（4）坑内核原料物質掘削場所			
○7	第1類もしくは第2類の特定化学物質を製造し、または取扱う屋内作業場		空気中の第1類物質または第2類物質の濃度	6か月以内ごとに1回	3（特別管理物質は30年）
	石綿を取扱い、もしくは試験研究のため製造する屋内事業場		空気中の石綿の濃度	6か月以内ごとに1回	40
○8	一定の鉛業務を行う屋内作業場		空気中の鉛濃度	1年以内ごとに1回	3
△9	酸素欠乏危険場所において作業を行う場合の当該作業場		第1種酸素欠乏危険作業に係る作業場にあっては、空気中の酸素濃度	その日の作業開始前	3
			第2種酸素欠乏危険作業に係る作業場にあっては、空気中の酸素および硫化水素濃度	その日の作業開始前	3
○10	有機溶剤を製造し、または取扱う屋内作業場		空気中の有機溶剤濃度	6か月以内ごとに1回	3

○：作業環境測定士による測定が義務づけられている指定作業場
△：作業主任者が測定

👀 ここに注目！

（1）問題で取り上げられる、代表的な <u>「測定」の対象となっていない</u>作業場を確認しておく。

　　（a）特定化学物質第3類（塩化水素、アンモニア、硫酸、硝酸など）を取り扱う作業場

　　（b）病原体による汚染のおそれのある作業場

　　（c）電離放射線以外の電磁波の発生する屋内作業場

　　（d）超音波にさらされる屋内作業場

（2）測定回数を暗記する。その際、下記の測定回数を暗記して、<u>**それ以外の測定回数は「6か月以内ごと」に1回**</u>と暗記しておく。

　　（a）酸素欠乏危険場所 ⇒ 作業開始前

　　（b）事務所の用に供されている室 ⇒ 2か月以内ごと

　　（c）鉛業務を行う屋内作業場 ⇒ 1年以内ごと

　　（d）暑熱、寒冷、多湿の作業場、ならびに坑内の通気量、気温の測定 ⇒ 半月以内ごと

　　（e）放射線業務を行う作業場、ならびに坑内の炭酸ガス濃度測定 ⇒ 1か月以内ごと

（3）記録の保存年数を暗記する。その際、下記の記録の保存年数を暗記して、<u>**それ以外の保存年数は3年**</u>と暗記しておく。

　　（a）粉じんを発散する屋内作業場（特定粉じん作業場）⇒ 7年

　　（b）放射線業務を行う作業場 ⇒ 5年

　　（c）特定化学物質の内、特別管理物質（発がん性のある物質）を取り扱う屋内作業場 ⇒ 30年

　　（d）石綿を取り扱う、もしくは試験研究のため製造する屋内作業場 ⇒ 40年

26

（4）作業環境測定士が作業環境測定を行うことが求められている作業場（指定作業場）、ならびに作業主任者が行うことが求められている作業場を確認しておく。

知ってますか！

指定作業場については、測定するだけではなく、作業環境評価基準によって、作業場の環境状態を評価することが求められている。また、騒音の測定においても、ガイドラインで評価方法が示されている。

公表試験問題を解いてみよう！

問 法令に基づき定期に行う作業環境測定とその測定頻度との組合せとして、誤っているものは次のうちどれか。

（1）鉛ライニングの業務を行う屋内作業場における空気中の鉛濃度の測定 ………………………………… 6か月以内ごとに1回

（2）動力により駆動されるハンマーを用いる金属の成型の業務を行う屋内作業場における等価騒音レベルの測定 …………………………………………………………… 6か月以内ごとに1回

（3）第二種有機溶剤等を用いて塗装の業務を行う屋内作業場における空気中の有機溶剤の濃度の測定 ……… 6か月以内ごとに1回

（4）通気設備が設けられている坑内の作業場における通気量の測定 ………………………………… 半月以内ごとに1回

（5）溶融ガラスからガラス製品を成型する業務を行う屋内作業場の気温、湿度 及びふく射熱の測定 …………… 半月以内ごとに1回

（令和5年4月公表問題の問9）

7 特殊健康診断

有害な業務に従事する労働者に対して、特別な項目の健康診断を、その業務に従事する前、及びその後も定期的に実施する必要があります。有害な業務に関わる健康診断を、特殊健康診断といいます。

最重要ポイント14

▶ 歯科医師による健康診断の対象業務（安衛法第66条第3項、安衛令第22条第3項）

次の化学物質が発散する場所における業務 ⇒ 塩酸、硝酸、硫酸、亜硫酸、弗化（ふっか）水素、黄りんなど。

※ 法令上は、特殊健康診断とは別の扱いとなっているが、化学物質に係る健康診断なので、ここで紹介させて頂いた。

最重要ポイント15

▶ 定期に行う特殊健康診断の実施頻度（安衛則第48条、各特別規則）

原則6か月以内ごとに1回（歯科医師による健康診断も含めて）

☆ 「じん肺健康診断」の実施頻度については、「じん肺法」の項（67ページ）を参照

知ってますか！

令和5（2023）年4月からは、有機溶剤、特定化学物質（特別管理物質を除く）、鉛、四アルキル鉛に関する特殊健康診断について、作業環境管理やばく露防止対策等が適切に実施されている場合には、実施頻度を1年以内ごとに1回に緩和することが可能になった。

最重要ポイント16

▶ **有害業務から離れた後も、その労働者が退職するまで6か月ご とに定期に特殊健康診断を実施しなければならない対象となっ ている業務（安衛法第66条第2項後段、安衛令第22条第 2項）**

特定化学物質のうち、特別管理物質（＝発がん性のある物質）に該 当する化学物質、ならびに石綿を取り扱う業務

 ここに注目！

問題で取り上げられる代表的な発がん性物質は、労働衛生の科目で 学んでおきたい代表的な発がん性物質と理解してほしい。**「23.（労働 衛生）有害物質4 ―有毒ガス、発がん性物質など―」**を参照のこと。

 最重要ポイント17

▶ **各特別規則で定められている代表的な検査項目（各特別則）**

（1）じん肺法上の粉じん作業 ⇒ 胸部エックス線直接撮影による検 査、肺機能検査など

（2）高圧室内作業、潜水作業 ⇒ 四肢の運動機能検査、鼓膜及び聴 力の検査、肺活量の検査など

（3）電離放射線業務 ⇒ 白血球数、白血球百分率の検査、皮膚の検査、 眼の検査（白内障）など。

（4）有機溶剤業務 ⇒ 尿中の蛋白の有無の検査、尿中の代謝物（生 物学的モニタリング）の検査など。

（5）鉛業務 ⇒ 血液中の鉛量等（生物学的モニタリング）の検査、 貧血検査など。

☆ 生物学的モニタリングの検査については、**「31.（労働衛生）健康管理 ―特殊健 康診断―」**を参照のこと。また、労働衛生の科目で学んでおきたい代表的な化学物 質の有害性をきちんと学んでおくと、どのような検査が必要かある程度思い浮かべ ることができるようになる。

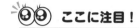 **ここに注目！**

酸素欠乏危険場所での業務は、**特殊健康診断の義務付けはない**。

 知ってますか！

（1）急性発症する酸素欠乏症等は、特殊な検査項目による定期的な
　　健康診断（特殊健康診断）を行うことは予防対策になり得ないが、
　　一般健康診断（定期健康診断など）によって、酸素欠乏危険場所
　　における作業が相応しいのかどうかを見極めることは大切となる。
　　酸素欠乏症の症状があらわれる酸素濃度には個人差があり、健康
　　状態によっても異なる。貧血や心肺機能の低下している者等は、
　　予め酸素欠乏危険場所における作業に従事して良いのか、医師の
　　助言を得ることが必要である。

（2）酸素欠乏症等による災害の特徴
　①　死亡者数、致命率が極めて高い。
　②　発生件数１件あたりの死亡者数が多く、被災者を救出しようと
　　した者が２次的に被災する例が多い。

公表試験問題を解いてみよう！

問1 有害業務とそれに常時従事する労働者に対して特別の項目について行う健康診断の項目の一部との組み合わせとして、法令上、正しいものは次のうちどれか。

（1）有機溶剤業務……………尿中のデルタアミノレブリン酸の量の検査

（2）放射線業務……………尿中の潜血の有無の検査

（3）鉛業務………………尿中のマンデル酸の量の検査

（4）石綿等を取り扱う業務……尿中又は血液中の石綿の量の検査

（5）潜水業務………………四肢の運動機能の検査

（令和4年4月公表問題の問9）

 公表試験問題を解いてみよう！

問2 有害業務とそれに従事する労働者に対して特別の項目について行う健康診断の項目の一部との組合せとして、法令上、正しいものは次のうちどれか。

（1）高圧室内業務 ……… 尿中のウロビリノーゲンの検査

（2）有機溶剤業務 ……… 赤血球中のプロトポルフィリンの量の検査

（3）放射線業務 ………… 尿中の潜血の有無の検査

（4）潜水業務 …………… 血液中の尿酸の量の検査

（5）鉛業務 ……………… 尿中のデルタアミノレブリン酸の量の検査

（平成30年10月公表問題の問3）

関係法令

8 健康管理手帳

　一定の有害物質を一定期間取り扱っていた労働者に対しては、離職後も国が健康管理に際して必要な措置を行う制度が設けられています。一定の条件を満たした労働者が、離職時に申請をすると健康管理手帳が交付され、離職後は国の費用で健康診断が受診できます。

 最重要ポイント18

▶ 健康管理手帳が交付される業務と要件（安衛法第67条、安衛令第23条、安衛則第53条）

■ 健康管理手帳が交付される業務と要件 ……………………………………

	業務	要件
1	ベンジジンの業務	3か月以上従事
2	ベータ‐ナフチルアミンの業務	
3	ジアニシジンの業務	
4	1,2‐ジクロロプロパンの業務	3年以上従事
5	ビス（クロロエチル）エーテルの業務	
6	ベンゾトリクロリドの業務	
7	クロム酸、重クロム酸の業務	4年以上従事
8	塩化ビニルの業務	
9	無機砒素化合物の業務	5年以上従事
10	コークス炉の業務	
11	オルト‐トルイジンの業務	
12	粉じん作業	じん肺管理区分が管理2もしくは管理3
13	ベリリウムの業務	両肺野にベリリウムによるび慢性の結節性陰影がある
14	石綿の業務	（1）両肺野に石綿による不整形陰影がある、または胸膜肥厚がある （2）石綿を取扱う作業に10年以上従事 （3）直接業務に1年以上従事し、かつ初めてばく露した日から10年以上経過
15	MOCAを取り扱う業務	2年以上従事

32

ここに注目！

　健康管理手帳の交付対象になっている化学物質は、**発がん性のある化学物質、またじん肺（けい肺、ベリリウム肺、石綿肺）の症例がある化学物質**である。反対にいえば、他の健康影響が懸念される化学物質は対象に入っていないことを確認しておく。

 知ってますか！

　石綿に係わる健康管理手帳の交付申請は、特に多くなっている。また、石綿が用いられている建築物などの解体または改修の作業は、令和10（2028）年頃をピークに増加が見込まれている。事業者は、離職する方に申請を促すとともに、申請にあたって支援することを心掛けてほしい。

公表試験問題を解いてみよう！

問　次の有害業務に従事した者のうち、離職の際に又は離職の後に、法令に基づく健康管理手帳の交付対象となるものはどれか。
（1）ビス（クロロメチル）エーテルを取り扱う業務に3年以上従事した者
（2）硝酸を取り扱う業務に5年以上従事した者
（3）鉛化合物を製造する業務に7年以上従事した者
（4）ベンゼンを取り扱う業務に10年以上従事した者
（5）粉じん作業に従事した者で、じん肺管理区分が管理一の者

（令和元年10月公表問題の問9）

関係法令

9 労働基準監督署への提出書類

　事業場で実施している安全衛生管理の実施内容の報告、あるいは届出など、必要な報告、届出を所轄の労働基準監督署長にしなければなりません。法令上定められている報告、届出には様々なものがありますが、試験に取り上げられる代表的なものを紹介します。

 最重要ポイント19

▶ 選任報告:「選任すべき事由が発生した日から14日以内に選任し、遅滞なく提出」(安衛則第2条第1項、同第7条第1項第1号、同第13条第1項第1号)

（1）総括安全衛生管理者の選任時

（2）衛生管理者の選任時

（3）産業医の選任時

👀 ここに注目！

　安全衛生推進者、衛生推進者、ならびに作業主任者には、選任報告の義務はない。なお、安全管理に関わることは衛生管理者免許試験の対象ではない。

最重要ポイント20

▶ **健康診断の報告：「実施した時は遅滞なく提出」（安衛則第52条、各特別規則）**
（1）一般健康診断である定期健康診断を実施した時
（2）有機則などに基づく特殊健康診断（定期のものだけ）を実施した時

 ここに注目！

　いずれの健康診断も、<u>雇入れ時の健康診断</u>には報告義務は<u>ない</u>。

 知ってますか！

（1）労働基準監督機関

　　　　厚生労働省労働基準局
　　　　　　↓
　　　　都道府県労働局
　　　　　　↓
　　　　所轄の労働基準監督署

（2）主な届出などの担当機関例
　①　新規化学物質を製造し、又は輸入しようとする事業者の有害性調査結果の届出　→　厚生労働大臣
　②　所見があると診断された者のじん肺管理区分の決定　→　都道府県労働局長
　③　選任報告、健康診断の報告、労働者死傷病報告　→　所轄の労働基準監督署長

最重要ポイント21

▶ **労働者死傷病報告：「発生した時は遅滞なく提出」（安衛則第97条）**

労働者が、労働災害に被災し、死亡、あるいは休業した時

 ここに注目！

不休災害には報告義務はない。

 知ってますか！

（1）派遣中の労働者が、労働災害に被災した時に死傷病報告を行った派遣先事業者は、その写しを派遣元の事業者に送付する必要がある。（労働者派遣事業の適正な運営の確保及び派遣労働者の保護等に関する法律施行規則第42条）

（2）労働災害とは、労働者の就業に係る建設物、設備、原材料、ガス、蒸気、粉じん等により、又は作業行動その他業務に起因して、労働者が負傷し、疾病にかかり、又は死亡することをいう（安衛法第2条）。「労災」という言葉は、日常会話においては主に仕事中に負ったけが（負傷）を指して使われていることが多いが、法令上の労働災害という言葉には、疾病も含まれている。

公表試験問題を解いてみよう！

問1 事業者が、法令に基づく次の措置を行ったとき、その結果について所轄労働基準監督署長に報告することが義務付けられているものはどれか。
（1）雇入時の有機溶剤等健康診断
（2）定期に行う特定化学物質健康診断
（3）特定化学設備についての定期自主検査
（4）高圧室内作業主任者の選任
（5）鉛業務を行う屋内作業場についての作業環境測定

（令和3年10月公表問題の問6）

 公表試験問題を解いてみよう！

問2 事業者が、法令に基づく次の措置を行ったとき、その結果について所轄労働基準監督署長に報告することが義務付けられているのものはどれか。
（1）特定化学設備についての定期自主検査
（2）定期の有機溶剤等健康診断
（3）雇入時の特定化学物質健康診断
（4）石綿作業主任者の選任
（5）鉛業務を行う屋内作業場についての作業環境測定

（平成30年4月公表問題の問9）

⑩ 労働安全衛生規則（有害業務関係）

労働安全衛生規則には、どこの職場でも配慮してもらいたい一般的な衛生基準以外に、有害な業務に係わる配慮、例えば立入禁止場所、坑内などでの内燃機関の使用禁止、騒音の伝ぱ防止、騒音・温湿度などの作業環境測定の実施義務などが書かれています。

 最重要ポイント22

▶ 立入禁止場所（安衛則第585条）

（1）多量の高熱物体を取り扱う場所又は著しく暑熱な場所

（2）多量の低温物体を取り扱う場所又は著しく寒冷な場所

（3）有害な光線又は超音波にさらされる場所

（4）炭酸ガス濃度が1.5％を超える場所、酸素濃度が18％に満たない場所又は硫化水素濃度が100万分の10を超える場所

（5）ガス、蒸気又は粉じんを発散する有害な場所

（6）有害物を取り扱う場所

（7）病原体による汚染のおそれの著しい場所

👀 ここに注目！

（1）「著しい騒音を発する場所」は、立入禁止場所に入っていない。

（2）上記（4）の、各ガス（酸素、炭酸ガス、硫化水素）の濃度基準を確認しておく。

最重要ポイント23

▶ **主な有害業務に係わる衛生基準（安衛則第3編）**

（1）自然換気が不十分な場所での内燃機関の使用禁止（安衛則第578条）

（2）強烈な騒音を発する屋内作業場所は、その旨を標識によって明示する（安衛則第583条の2）

（3）坑内における気温は37度以下とする（安衛則第611条）

（4）有害作業場においては、作業場外に休憩の設備を設ける（安衛則第614条）

知ってますか！

（1）令和4（2022）年5月の安衛則の改正により、皮膚等障害（皮膚腐食性・刺激性、眼に対する重篤な損傷性・眼刺激性、呼吸器感作性又は皮膚感作性、皮膚吸収性）化学物質等を製造し、取り扱う作業に携わる場合には、不浸透性の保護衣、保護手袋、履物又は保護眼鏡等適切な保護具の使用（備え付けではなく）が義務付けられた（令和6（2024）年4月1日施行、安衛則第594条の2）。

（2）「皮膚腐食性・刺激性」、「眼に対する重篤な損傷性・眼刺激性」、「呼吸器感作性又は皮膚感作性」については、国が公表するGHS分類の結果などで、区分1に分類されている化学物質が対象となる。

（3）「皮膚吸収性」については、「皮膚等障害化学物質等に該当する化学物質について（基発0704第1号 令和5年7月4日／一部改正 基発1109第1号 令和5年11月9日）」に示されている化学物質が対象となる。

問1　労働安全衛生規則の衛生基準について、誤っているものは次のうちどれか。

（1）硫化水素濃度が5ppmを超える場所には、関係者以外の者が立ち入ることを禁止し、かつ、その旨を見やすい箇所に表示しなければならない。

（2）強烈な騒音を発する屋内作業場においては、その伝ぱを防ぐため、隔壁を設ける等必要な措置を講じなければならない。

（3）屋内作業場に多量の熱を放散する溶融炉があるときは、加熱された空気を直接屋外に排出し、又はその放射するふく射熱から労働者を保護する措置を講じなければならない。

（4）病原体により汚染された排気、排液又は廃棄物については、消毒、殺菌等適切な処理をした後に、排出し、又は廃棄しなければならない。

（5）著しく暑熱又は多湿の作業場においては、坑内等特殊な作業場でやむを得ない事由がある場合を除き、休憩の設備を作業場外に設けなければならない。

（令和5年4月公表問題の問8）

公表試験問題を解いてみよう！

問2 労働安全衛生規則の衛生基準について、誤っているものは次のうちどれか。

（1）炭酸ガス（二酸化炭素）濃度が0.15％を超える場所には、関係者以外の者が立ち入ることを禁止し、かつ、その旨を見やすい箇所に表示しなければならない。

（2）強烈な騒音を発する屋内作業場においては、その伝ぱを防ぐため、隔壁を設ける等必要な措置を講じなければならない。

（3）多筒抄紙機により紙を抄く業務を行う屋内作業場については、6か月以内ごとに1回、定期に、等価騒音レベルを測定しなければならない。

（4）著しく暑熱又は多湿の作業場においては、坑内等特殊な作業場でやむを得ない事由がある場合を除き、休憩の設備を作業場外に設けなければならない。

（5）屋内作業場に多量の熱を放散する溶融炉があるときは、加熱された空気を直接屋外に排出し、又はその放射するふく射熱から労働者を保護する措置を講じなければならない。

（令和5年10月公表問題の問8）

11 有機溶剤中毒予防規則

揮発性、脂溶性など、独特な特性を持った化学物質「有機溶剤」による健康障害を予防するために、健康影響が明らかな有機溶剤を対象に有機溶剤中毒予防規則によって様々な規制が定められています。

最重要ポイント24

▶ **有機溶剤等の定義（有機則第1条）**

（1）有機溶剤等 ⇒ 有機溶剤を重量の5％を超えて含有するもの

（2）第一種有機溶剤等 ⇒ 第一種を重量の5％を超えて含有する混合物

（3）第二種有機溶剤等 ⇒ 第一種＋第二種を重量の5％を超えて含有する混合物

（4）第三種有機溶剤等 ⇒ 第一種＋第二種＋第三種を重量の5％を超えて含有する混合物

最重要ポイント25

▶ **第一種、第二種有機溶剤等に係る設備（有機則第5条）**

第一種、第二種有機溶剤等を取り扱う屋内作業場には、有機溶剤の蒸気の発散源を密閉する設備、局所排気装置、あるいはプッシュプル型換気装置のいずれかを設けなければならない。

👀 ここに注目！

第一種、第二種有機溶剤等に係る屋内作業場の設備として、<u>全体換気装置は認められていない</u>。

最重要ポイント26

▶ **局所排気装置の性能等（有機則第15条の2、同第16条など）**

（1）空気清浄装置を設けていない局所排気装置等の排気口は、屋根から1.5 m以上の高さとする。

（2）局所排気装置の性能の基準

① 囲い式フード ⇒ 開口面で0.4m/s以上

② 外付け式側方吸引型、下方吸引型フード ⇒ フードから最も離れた作業位置で0.5m/s以上

③ 外付け式上方吸引型フード ⇒ フードから最も離れた作業位置で1.0m/s以上

 最重要ポイント27

▶ **作業主任者（有機則第19条）**

有機溶剤作業主任者技能講習を修了した者のうちから、有機溶剤作業主任者を選任する。

 ここに注目！

（1）全ての有機溶剤（第一種、第二種、第三種）業務で<u>作業主任者の選任が必要</u>。

（2）「有機溶剤等を用いて行う試験又は研究の業務」は、**作業主任者の選任対象業務から除かれている**。

最重要ポイント28

▶ **定期自主検査等 (有機則第20条、同第28条、同第29条)**

（1）設備の定期自主検査 ⇒ 1年以内ごとに1回実施、記録を3年
間保存

（2）作業環境測定 ⇒ 6か月以内ごとに1回実施、記録を3年間保存

（3）有機溶剤健康診断 ⇒ 6か月以内ごとに1回実施、記録を5年
間保存

 ここに注目！

（1）作業環境測定は、第一種、第二種有機溶剤等を取り扱う屋内作業
場が対象となっており、<u>第三種有機溶剤等は対象となっていない。</u>

（2）有機溶剤健康診断は、定期的に行うこと以外に、<u>雇入れ時の実施
も求められている。</u>

最重要ポイント29

▶ **有機溶剤の区分の表示 （有機則第25条）**

有機溶剤の区分は、下記の色分け、及び色分け以外の方法で表示する。

（1）第一種有機溶剤等 ⇒ 赤

（2）第二種有機溶剤等 ⇒ 黄

（3）第三種有機溶剤等 ⇒ 青

 知ってますか！

特定化学物質障害予防規則で規制がかけられている特別有機溶剤
（発がん性を有する有機溶剤）に係わる特定化学物質作業主任者の選
任にあたっては、特定化学物質及び四アルキル鉛等作業主任者技能講
習修了者ではなく、有機溶剤作業主任者技能講習修了者であることが
必要となっている。

公表試験問題を解いてみよう！

問 屋内作業場において、第二種有機溶剤等を使用して常時洗浄作業を行う場合の措置として、法令上、誤っているものは次のうちどれか。

ただし、有機溶剤中毒予防規則に定める適用除外及び設備の特例はないものとする。

（1）作業場所に設けた局所排気装置について、囲い式フードの場合は 0.4 m／s の制御風速を出し得る能力を有するものにする。

（2）有機溶剤等の区分の色分けによる表示を黄色で行う。

（3）作業中の労働者が見やすい場所に、有機溶剤の人体に及ぼす作用、有機溶剤等の取扱い上の注意事項及び有機溶剤による中毒が発生したときの応急処置を掲示する。

（4）作業に常時従事する労働者に対し、6 か月以内ごとに 1 回、定期に、特別の項目について医師による健康診断を行い、その結果に基づき作成した有機溶剤等健康診断個人票を 3 年間保存する。

（5）労働者が有機溶剤を多量に吸入したときは、速やかに、当該労働者に医師による診察又は処置を受けさせる。

（令和 5 年 4 月公表問題の問 5）

12 特定化学物質障害予防規則

有害な化学物質による発がん、皮膚障害、神経障害などの健康障害、ならびに有害な化学物質が大量に漏洩することによる大きな災害、あるいは急性中毒を防止するために、明らかに健康影響がわかっている一定の化学物質について管理の徹底が求められています。

最重要ポイント 30

▶ **特別管理物質の管理（特化則第 36 条など）**

（1）特別管理物質とは、第一類物質または第二類物質のうち、がん原性物質またはその疑いのある物質

（2）第一類物質または第二類物質のうち特別管理物質に係る次の記録の保存年数

① 作業環境測定結果、ならびに評価結果の記録 ⇒ 30 年

② 作業の記録（特別管理物質のみ記録が求められている）⇒ 30 年

③ 特定化学物質に係わる特殊健康診断結果の記録 ⇒ 30 年

（3）事業を廃止しようとするときは、前記した①～③の記録を、所轄労働基準監督署長に提出する。

 ここに注目！

特別管理物質以外の第一類物質または第二類物質の**作業環境測定結果、ならびに評価結果の記録保存年数は 3 年**、特別管理物質以外の特定化学物質に係る**特殊健康診断結果の記録保存年数は 5 年**となっている。

最重要ポイント31

▶ **第一類物質の管理（安衛法第56条、特化則第5条など）**

（1）第一類物質を製造しようとする者は、あらかじめ製造するプラントごとに厚生労働大臣の許可を受けなければならない。（本書の **「4.（関係法令）有害物質に関する規制」** 参照のこと）

（2）第一類物質を容器に入れるなどの作業を行うときは、発散源を密閉する設備、囲い式フードの局所排気装置又はプッシュプル型換気装置を設けなければならない。

 ここに注目！

（第一類物質の取扱いに係る）局所排気装置は、<u>囲い式フードが指定されている</u>。

最重要ポイント32

▶ **用後処理（特化則第9条から第12条の2）**

（1）除じん方式 ⇒ 微粒子（粒径5μm未満）の場合は、ろ過除じん方式、あるいは電気除じん方式。ちなみにスクラバは粒径5μm以上、サイクロンは粒径20μm以上を対象にした除じん装置である。

（2）排ガス処理方式 ⇒ 吸収、直接燃焼、酸化還元、吸着。

（3）排液処理方式 ⇒ 酸の場合は中和、シアン化化合物は酸化還元など。

（4）残さい物処理 ⇒ アルキル水銀化合物は除毒した後廃棄する。

知ってますか！

現実には、特化則の取り決めだけではなく、大気汚染防止法、地方自治体ごとに定めている条例なども考慮した上で、適切な処理が求められる。

問1　特定化学物質の第一類物質に関する次の記述のうち、法令上、正しいものはどれか。

（1）第一類物質は、「クロム酸及びその塩」をはじめとする7種の発がん性の認められた化学物質並びにそれらを一定量以上含有する混合物である。

（2）第一類物質を製造しようとする者は、あらかじめ、物質ごとに、かつ、当該物質を製造するプラントごとに厚生労働大臣の許可を受けなければならない。

（3）第一類物質を容器に入れ、容器から取り出し、又は反応槽等へ投入する作業を行うときは、発散源を密閉する設備、外付け式フードの局所排気装置又はプッシュプル型換気装置を設けなければならない。

（4）第一類物質を取り扱う屋内作業場についての作業環境測定結果及びその評価の記録を保存すべき期間は、3年である。

（5）第一類物質を取り扱う業務に常時従事する労働者に係る特定化学物質健康診断個人票を保存すべき期間は、5年である。

（平成30年4月公表問題の問3）

公表試験問題を解いてみよう！

問2　次の文中の＿＿＿内に入れるA及びBの語句の組合せとして、正しいものは（1）～（5）のうちどれか。

「特定化学物質障害予防規則には、特定化学物質の用後処理として、除じん、排ガス処理、　A　、残さい物処理及びぼろ等の処理の規定がある。その中の　A　については、シアン化ナトリウムの場合には、　B　方式若しくは活性汚泥方式による　A　装置又はこれらと同等以上の性能を有する　A　装置を設けなければならないと規定されている。」

	A	B
（1）	浄化処理	中和
（2）	浄化処理	吸収
（3）	浄化処理	凝集沈殿
（4）	排液処理	吸着
（5）	排液処理	酸化・還元

（平成30年10月公表問題の問5）

13 電離放射線障害防止規則

電離作用とは、電離放射線が物質を透過する時にその物質を構成している原子や分子に放射線のもつエネルギーが与えられ、原子や分子から電子を分離させる作用です。この作用によって、他の電磁波などとは全く異なる健康影響が生じてしまいます。

最重要ポイント33

▶ 管理区域（電離則第3条）

（1）外部放射線による実効線量と空気中の放射性物質による実効線量との合計が3ヶ月間につき1.3ミリシーベルトを超えるおそれのある区域

（2）放射性物質の表面密度が法令に定める表面汚染に関する限度の10分の1を超えるおそれのある区域。

（3）外部放射線による実効線量の算定は、1センチメートル線量当量によって行う。

最重要ポイント34

▶ 放射線業務従事者の被ばく限度（電離則第4条）

（1）放射線業務従事者の受ける実効線量が、5年間につき100ミリシーベルトを超えず、かつ1年間につき50ミリシーベルトを超えないようにする。

（2）妊娠する可能性のある女性の放射線業務従事者の受ける実効線量が、3か月間につき5ミリシーベルトを超えないようにする。

知ってますか！

（1）確定的影響と確率的影響 ⇒ **確定的影響**とは、障害の発生と被ば
く線量との間にしきい値が存在し、その障害の重篤度が被ばく線
量に依存するような障害をもたらす放射線影響。一方、**確率的影
響**とは、障害の発生確率と被ばく線量との間にしきい値を持たな
い比例関係があり、その障害の重篤度が被ばく線量に依存しない
ような障害（発がん、遺伝的影響）をもたらす放射線影響。

（2）等価線量と実効線量 ⇒ **等価線量**とは、確定的影響を評価するた
めの量。**実効線量**は、確率的影響を評価するための量であり、人
体の各組織・臓器に受けた等価線量ごとに、組織過重係数を乗じ
たものを加算することで求められる。

（3）1センチメートル線量当量 ⇒ 人体の深さ1センチメートルにお
ける線量とみなされる量。

（4）令和3（2021）年4月に電離則の改正があり、放射線業務従事
者の眼の水晶体に受ける等価線量の引き下げが行われた（電離則
第5条）。具体的には、放射線業務従事者の眼の水晶体に受ける等
価線量が、5年間に つき100ミリシーベルトおよび1年間につ
き50ミリシーベルトを超えないようにする。

問1　管理区域内において放射線業務に従事する労働者の被ばく限度に関する次の文中の 　　　 内に入れるAからDの語句又は数値の組合せとして、法令上、正しいものは（1）～（5）のうちどれか。

「男性又は妊娠する可能性がないと診断された女性が受ける実効線量の限度は、緊急作業に従事する場合を除き、 A 間につき B 、かつ、 C 間につき D である。」

	A	B	C	D
（1）	1年	50mSv	1か月	5mSv
（2）	3年	100mSv	3ヶ月	10mSv
（3）	3年	100mSv	1年	50mSv
（4）	5年	100mSv	1年	50mSv
（5）	5年	250mSv	1年	100mSv

（令和5年10月公表問題の問7）

公表試験問題を解いてみよう！

問2 電離放射線障害防止規則に基づく管理区域に関する次の文中の
　　　　　内に入れるAからCの語句又は数値の組合せとして、正し
　　いものは（1）〜（5）のうちどれか。

① 管理区域とは、外部放射線による実効線量と空気中の放射性物
　　質による実効線量との合計が　A　間につき　B　を超えるお
　　それのある区域又は放射性物質の表面密度が法令に定める表面
　　汚染に関する限度の10分の1を超えるおそれのある区域をいう。

② ①の外部放射線による実効線量の算定は、　C　線量当量に
　　よって行う。

	A	B	C
（1）	1か月	1.3mSv	70μm
（2）	1か月	5 mSv	1 cm
（3）	3か月	1.3mSv	70μm
（4）	3か月	1.3mSv	1 cm
（5）	3か月	5 mSv	70μm

（令和4年4月公表問題の問8）

関係法令

14 酸素欠乏症等防止規則

　低い酸素濃度の空気を一呼吸するだけで命を無くすこともある
ように、酸欠災害は致死率が高い災害です。また、被災者を救出
しようとした者が、知識不足によって現場に立ち入ることによっ
て起きる二次災害が多いのも特徴です。濃度測定、換気などの基
本的な対策がとても大切です。

最重要ポイント35

▶ **酸素欠乏状態など（安衛令別表第6、酸欠則第2条）**

（1）酸素欠乏状態 ⇒ 酸素濃度が18％未満の状態

（2）硫化水素中毒に被災する危険のある状態 ⇒ 硫化水素の濃度が
　　 100万分の10（10ppm）を超える状態

（3）第一種酸素欠乏危険作業 ⇒ 酸素欠乏症にかかるおそれのある
　　 場所における作業

（4）第二種酸素欠乏危険作業 ⇒ 酸素欠乏症及び硫化水素中毒にか
　　 かるおそれのある場所における作業

（5）安衛令別表第6に掲げられている酸素欠乏危険場所11か所の
　　 中で、次の2か所で行われる作業が、第二種酸素欠乏危険作業
　　 となる。

　①　海水が滞留しており、若しくは滞留したことのある熱交換器、
　　 管、暗きょ、マンホール、溝若しくはピット又は海水を相当期
　　 間入れてあり、若しくは入れたことのある熱交換器等の内部。

　②　し尿、腐泥、汚水、パルプ液その他腐敗し、又は分解しやす
　　 い物質を入れてあり、又は入れたことのあるタンク、船倉、槽、
　　 管、暗きょ、マンホール、溝又はピットの内部。

👀 ここに注目！

（1）「最重要ポイント35」の（5）の ①、② 以外の9か所の酸素欠乏危険場所で行われる作業が、第一種酸素欠乏危険作業である。<u>数の少ないほうの2か所を覚えれば、第一種なのか第二種なのかの判断が付く。</u>

（2）作業環境測定 ⇒ 第一種の作業においては<u>酸素濃度</u>を、第二種の作業においては<u>酸素と硫化水素濃度</u>を測定する。

（3）作業主任者 ⇒ 第一種の作業においては、<u>酸素欠乏危険作業主任者技能講習修了者、あるいは酸素欠乏・硫化水素危険作業主任者技能講習修了者</u>を、第二種の作業においては、必ず<u>酸素欠乏・硫化水素危険作業主任者技能講習修了者</u>を選任する必要がある。

📢 最重要ポイント36

▶ 作業環境測定、換気（酸欠則第3条、同第5条、同第11条）
（1）作業環境測定を行うタイミング
　① その日の作業を開始する前
　② 作業に従事するすべての労働者が作業を行う場所を離れた後再び作業を開始する前
　③ 労働者の身体、換気装置等に異常があったとき
（2）換気するときは、純酸素を使用してはならない

👀 ここに注目！

「作業環境測定」、ならびに「測定器具、換気装置、空気呼吸器等の点検」は、作業主任者の職務（作業主任者が必ず行わないといけない）となっている。

最重要ポイント37

▶ **呼吸用保護具（酸欠則第5条の2、同第16条）**

（1）酸素欠乏危険場所においては、作業場所の環境とは別の環境（遠く離れた場所からホースで、あるいはボンベ）から清浄な空気、あるいは酸素を供給する方式の呼吸用保護具（給気式呼吸用保護具）を使用する

（2）給気式呼吸用保護具は、自給式呼吸器（空気呼吸器、酸素呼吸器）、ならびに送気マスクである

（3）ろ過式呼吸用保護具である防じんマスク、防毒マスク、電動ファン付き呼吸用保護具は酸素欠乏危険場所では絶対に使用してはならない

知ってますか！

　防毒マスクに使用する吸収缶として、硫化水素用の吸収缶が市販されている。この吸収缶を使用するためには、おおよその環境中の濃度を予測した上で吸収缶の交換頻度を見極めることが必要となる。しかし、酸素欠乏危険場所における硫化水素濃度は、工場などの現場と異なり、おおよその濃度を予測することができない。したがって、酸素欠乏危険場所では絶対に使用してはならない。

公表試験問題を解いてみよう！

問 酸素欠乏症等防止規則に関する次の記述のうち、誤っているものはどれか。

（1）酸素欠乏とは、空気中の酸素の濃度が18％未満である状態をいう。

（2）海水が滞留したことのあるピットの内部における作業については、酸素欠乏危険作業主任者技能講習を修了した者のうちから、酸素欠乏危険作業主任者を選任しなければならない。

（3）第一種酸素欠乏危険作業を行う作業場については、その日の作業を開始する前に、当該作業場における空気中の酸素の濃度を測定しなければならない。

（4）酸素又は硫化水素の濃度が法定の基準を満たすようにするために酸素欠乏危険作業を行う場所を換気するときは、純酸素を使用してはならない。

（5）し尿を入れたことのあるポンプを修理する場合で、これを分解する作業に労働者を従事させるときは、指揮者を選任し、作業を指揮させなければならない。

（令和5年4月公表問題の問6）

15 粉じん障害防止規則

遊離けい酸などの粉じんを吸入することによって発症するじん肺は、古くから知られている代表的な職業病です。いまだ抜本的な治療法が確立されていないじん肺を予防するためには、粉じん則にもとづく、様々な対策が必要となります。

最重要ポイント38

▶ **粉じん作業と特定粉じん作業（粉じん則第2条、同別表第1、同別表第2）**

特定粉じん作業とは、粉じん作業の中で、密閉設備、局所排気装置、プッシュプル型換気装置、あるいは湿潤化する設備等を施して作業を行わなければならない箇所（特定粉じん発生源）で行う作業をいう。言い換えれば、「屋内」などで、設備対策を施すことが可能な箇所における作業と理解しておく。

■ 代表的な粉じん作業と特定粉じん作業

別表第1	粉じん作業	別表第2	特定粉じん発生源 （この箇所で行われる作業を「特定粉じん作業」という）
7	研磨剤などを用いて、動力により金属などを研磨する作業	7-1	屋内の、研磨剤を用いて、動力により金属などを研磨する箇所（手持式工具などを除く）
9	セメント、フライアッシュ、炭素原料などを、袋詰めするなどの作業	9	屋内の、セメント、フライアッシュ、炭素原料などを、袋詰めする箇所
12	ガラスを製造する工程において、原料を溶解炉に投げ入れる作業		
19	耐火物を用いた炉の解体作業		
20の2	金属をアーク溶接する作業		
21	金属を溶射する作業	15	屋内の、手持式溶射機を用いないで金属を溶射する箇所

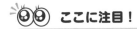 **ここに注目！**

（1）設備対策が施すことが可能な箇所（特定粉じん発生源）は、おの
　　ずと「屋内」が基本となる。

（2）「手持式工具」、「手持式溶射機」など、**手持式の装置を扱う作業は
　　除かれている**。

 最重要ポイント39

▶ **設備対策（粉じん則第4条、同第5条など）**

（1）　特定粉じん発生源に係る局所排気装置及びプッシュプル型換
　　　気装置には、除じん装置を設置

粉じんの種類	除じん方式
ヒューム	ろ過除じん方式
	電気除じん方式
ヒューム以外の粉じん	サイクロンによる除じん方式
	スクラバによる除じん方式
	ろ過除じん方式
	電気除じん方式

（2）　特定粉じん作業以外：全体換気装置の設置

 最重要ポイント40

▶ **管理（粉じん則第24条など）**

（1）清掃の実施

　　①　粉じん作業を行う屋内作業場 ⇒ 毎日1回以上

　　②　粉じん作業を行う屋内作業場の床、設備等及び休憩設備の床
　　　等にたい積した粉じんの除去 ⇒ 1か月以内ごとに1回、真空
　　　掃除機又は水洗い等によって行う

（2）作業環境測定結果、評価結果の保存年数 ⇒ 7年間

知ってますか！

　金属アーク溶接作業は、粉じん障害防止規則に沿ってじん肺予防対策を施すとともに、マンガンによる健康障害を防止するために、特定化学物質障害予防規則に基づく措置も施さなければなりません。

公表試験問題を解いてみよう！

問1　次のAからEの粉じん発生源について、法令上、特定粉じん発生源に該当するものの組合せは（1）～（5）のうちどれか。

　　A　屋内において、耐火物を用いた炉を解体する箇所

　　B　屋内の、ガラスを製造する工程において、原料を溶解炉に投げ入れる箇所

　　C　屋内において、研磨材を用いて手持式動力工具により金属を研磨する箇所

　　D　屋内において、粉状の炭素製品を袋詰めする箇所

　　E　屋内において、固定の溶射機により金属を溶射する箇所

（1）A，B

（2）A，E

（3）B，C

（4）C，D

（5）D，E

（令和5年10月公表問題の問5）

公表試験問題を解いてみよう！

問2 粉じん障害防止規則に基づく措置に関する次の記述のうち、誤っているものはどれか。

ただし、同規則に定める適用除外及び特例はないものとする。

（1）屋内の特定粉じん発生源については、その区分に応じて密閉する設備、局所排気装置、プッシュプル型換気装置若しくは湿潤な状態に保つための設備の設置又はこれらと同等以上の措置を講じなければならない。

（2）常時特定粉じん作業を行う屋内作業場については、6か月以内ごとに1回、定期に、空気中の粉じんの濃度の測定を行い、その測定結果等を記録して、これを7年間保存しなければならない。

（3）特定粉じん発生源に係る局所排気装置に、法令に基づき設ける除じん装置は、粉じんの種類がヒュームである場合には、サイクロンによる除じん方式のものでなければならない。

（4）特定粉じん作業以外の粉じん作業を行う屋内作業場については、全体換気装置による換気の実施又はこれと同等以上の措置を講じなければならない。

（5）粉じん作業を行う屋内の作業場所については、毎日1回以上、清掃を行わなければならない。

（令和3年10月公表問題の問9）

16 石綿障害予防規則

石綿が用いられている建築物、工作物、あるいは船舶の解体、改修作業が、令和10（2028）年頃をピークに増加することが見込まれています。建材のみならず、様々な形で利用されてきた石綿は、様々な産業場面で配慮が必要です。

最重要ポイント41

▶ 呼吸用保護具（石綿則第14条）

吹付け材（レベル1）の除去作業、ならびに保温材等（レベル2）の切断、穿孔、研磨等を伴う除去作業においては、「電動ファン付き呼吸用保護具」又はこれと同等以上の性能を有する「空気呼吸器」、「酸素呼吸器」若しくは「送気マスク」を使用させなければならない。

 ここに注目！

「防じんマスク」は、面体内が陰圧になるため、当該作業における使用は認められていない。

最重要ポイント42

▶ 記録（石綿則第23条、同第35条、同第36条、同第41条）

（1）局所排気装置などの定期自主検査の記録

　　　1年以内ごとに1回実施し、記録を3年間保存する

（2）作業の記録

　　　1ヶ月を超えない期間ごとに記録し、記録を40年間保存する

（3）作業環境測定の記録

　　　6ヶ月以内ごとに1回実施し、記録を40年間保存する

（4）石綿健康診断の記録

　　　雇入れ時（当該業務への配置替えの際も含む）、ならびにその後6ヶ月ごとに1回実施し、記録を40年間保存する

👀 ここに注目！

　国内における石綿による健康障害の発症事例等を踏まえ、**「作業の記録」、「作業環境測定の記録」、「石綿健康診断の記録」については、40年間という長い保存義務が課せられている**。なお、特定化学物質障害予防規則においては、特別管理物質（がん原性物質、あるいはその疑いのある物質）のこれらの記録の保存年数を 30 年間としている。また、リスクアセスメント対象物質のうち、がん原性のある物質についての作業記録についても、30 年間の保存義務となっている。

最重要ポイント 43

▶ 石綿関係記録等の報告（石綿則第 49 条）

　石綿の取扱い作業などを行っている事業者は、その事業を廃止しようとする時に、次の記録、もしくはこれらの写しを所轄労働基準監督署に提出する必要がある。
　（1）作業の記録
　（2）作業環境測定の記録
　（3）石綿健康診断の記録

👀 ここに注目！

　いずれも、事業者に **40 年間の保存** が義務付けられている記録である。

最重要ポイント 44

▶ **管理（石綿則第 28 条など）**

（1）休憩室　⇒ 作業場以外の場所に設ける

（2）掃除　　⇒ 作業場、休憩室は毎日 1 回以上行う

（3）洗浄設備 ⇒ 洗眼、洗身、うがいの設備、更衣設備、洗濯の設備を設ける

（4）使用された器具等の付着物 ⇒ 付着した物を除去してから、作業場外に持ち出す

（5）喫煙・飲食禁止 ⇒ 作業場内では喫煙・飲食を禁止し、その旨を表示する

知ってますか！

　石綿に係わる「事前調査」は、令和5（2023）年 10 月 1 日から、一定の資格を有する者（特定建築物石綿含有建材調査者など）が実施することが義務付けられた。石綿則は、今後も、随時の法令改正が行われていくことを考えておいた方がよいと思われる。

公表試験問題を解いてみよう！

問 石綿障害予防規則に基づく措置に関する次の記述のうち、誤っているものはどれか。

（1）石綿等を取り扱う屋内作業場については、6か月以内ごとに1回、定期に、作業環境測定を行うとともに、測定結果等を記録し、これを40年間保存しなければならない。

（2）石綿等の粉じんが発散する屋内作業場に設けられた局所排気装置については、原則として、1年以内ごとに1回、定期に、自主検査を行うとともに、検査の結果等を記録し、これを3年間保存しなければならない。

（3）石綿等の取扱いに伴い石綿の粉じんを発散する場所における業務に常時従事する労働者に対し、雇入れ又は当該業務への配置替えの際及びその後6か月以内ごとに1回、定期に、特別の項目について医師による健康診断を行い、その結果に基づき、石綿健康診断個人票を作成し、これを当該労働者が当該事業場において常時当該業務に従事しないこととなった日から40年間保存しなければならない。

（4）石綿等の取扱いに伴い石綿の粉じんを発散する場所において、常時石綿等を取り扱う作業に従事する労働者については、1か月を超えない期間ごとに、作業の概要、従事した期間等を記録し、これを当該労働者が当該事業場において常時当該作業に従事しないこととなった日から40年間保存するものとする。

（5）石綿等を取り扱う事業者が事業を廃止しようとするときは、石綿関係記録等報告書に、石綿等に係る作業の記録及び局所排気装置、除じん装置等の定期自主検査の記録を添えて所轄労働基準監督署長に提出しなければならない。

（令和4年10月公表問題の問6）

17 じん肺法

じん肺の予防対策については、粉じん障害防止規則において作業管理、作業環境管理に係る事柄が決められています。一方、健康管理については、じん肺法で整えられています。まずは健康管理を優先して取り組んできた歴史が背景にあります。

 最重要ポイント45

▶ じん肺管理区分（じん肺法第4条）

じん肺管理区分		じん肺健康診断の結果
管理1		じん肺の所見がないと認められるもの
管理2		エックス線写真の像が第1型で、じん肺による著しい肺機能の障害がないと認められるもの
管理3	イ	エックス線写真の像が第2型で、じん肺による著しい肺機能の障害がないと認められるもの
	ロ	エックス線写真の像が第3型又は第4型（大陰影の大きさが一側の肺野の3分の1以下のものに限る。）で、じん肺による著しい肺機能の障害がないと認められるもの
管理4		1　エックス線写真の像が第4型（大陰影の大きさが一側の肺野の3分の1を超えるものに限る。）と認められるもの 2　エックス線写真の像が第1型、第2型、第3型又は第4型（大陰影の大きさが一側の肺野の3分の1以下のものに限る。）で、じん肺による著しい肺機能の障害があると認められるもの

最重要ポイント46

▶ **じん肺健康診断（定期健康診断）（じん肺法第8条）**

粉じん作業従事との関連	じん肺管理区分	頻度
常時粉じん作業に従事	1	3年以内
	2、3	1年以内
常時粉じん作業に従事したことがあり、現に非粉じん作業に従事	2	3年以内
	3	1年以内

最重要ポイント47

▶ **じん肺管理区分の決定（じん肺法第13条）**

（1）じん肺の所見がないと判断された者は、管理1とする。

（2）じん肺の所見があると診断された者について、事業場からエックス線写真等の提出を受けた<u>都道府県労働局長</u>は、<u>地方じん肺診査医</u>の診断又は審査により、じん肺管理区分を決定する。

 ここに注目！

<u>所見があると診断された者の診断を行う者</u>、ならびに<u>じん肺管理区分を決定する者</u>をよく確認しておきたい。

最重要ポイント48

▶ **じん肺健康診断の記録 （じん肺法第17条）**

　じん肺健康診断に関する記録を、エックス線写真とともに7年間保存する

　ここに注目！

　粉じん障害防止規則に基づく<u>作業環境測定結果の保存年数も7年</u>である（粉じん則第26条）。

最重要ポイント49

▶ **健康管理のための措置 （じん肺法第20条の2など）**

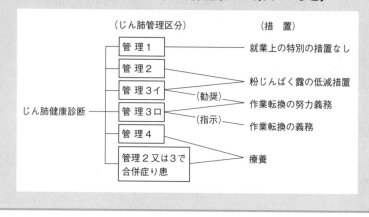

公表試験問題を解いてみよう！

問 じん肺法に関する次の記述のうち、法令上、誤っているものはどれか。

（1）じん肺管理区分の管理一は、じん肺健康診断の結果、じん肺の所見がないと認められるものをいう。

（2）じん肺管理区分の管理二は、じん肺健康診断の結果、エックス線写真の像が第一型でじん肺による著しい肺機能の障害がないと認められるものをいう。

（3）常時粉じん作業に従事する労働者でじん肺管理区分が管理二であるものに対しては、1年以内ごとに1回、定期的に、じん肺健康診断を行わなければならない。

（4）都道府県労働局長は、事業者から、法令に基づいて、じん肺の所見があると診断された労働者についてのエックス線写真等が提出されたときは、これらを基礎として、地方じん肺診査医の診断又は審査により、当該労働者についてじん肺管理区分の決定をするものとする。

（5）じん肺管理区分が管理三と決定された者及び合併症にかかっていると認められる者は、療養を要するものとする。

（令和5年4月公表問題の問7）

関係法令

18 労働基準法

　一定の有害業務については、健康影響を考慮して労働時間の延長に制限が設けられています。また、年少者保護、女性保護の観点から、就業を制限する規定が設けられています。

最重要ポイント50

▶ 危険有害業務の就業制限（労基法第第36条、同第62条、同第64条の3、同第66条、女性則第2条など）

就業制限業務	妊婦（妊娠中の女性）	産婦（産後1年を経過しない女性）	一般女性	年少者	時間外労働が2時間を超える
次の表の左欄に掲げる年齢の区分に応じ、それぞれ同表の右欄に掲げる重量以上の重量以上の重量物を取扱う業務 　年齢／重量（単位、キログラム）／断続作業の場合／継続作業の場合 　満16歳未満／12／8 　満16歳以上 満18歳未満／25／15 　満18歳以上／30／20	✕	✕	✕	✕（年少則で重量制限値が定められている）	✕
特化則、鉛則、有機則の適用を受ける26の化学物質を扱う作業場のうち、作業環境測定を行った結果「第3管理区分」となった屋内作業場での業務	✕	✕	✕	✕	✕
多量の高熱物体を取扱う業務	✕	※		✕	✕
著しく暑熱な場所における業務	✕	※		✕	✕
多量の低温物体を取扱う業務	✕	※		✕	✕
著しく寒冷な場所における業務	✕	※		✕	✕
異常気圧下における業務	✕	※		✕	✕
さく岩機、鋲打機等身体に著しい振動を与える機械器具を用いて行う業務	✕	✕		✕	✕

ラジウム放射線、エックス線その他の有害放射線にさらされる業務				×	×
土石、獣毛等のじんあい又は粉末が著しく飛散する場所における業務				×	×
強烈な騒音を発する場所における業務				×	×
深夜業務	※	※		×	
病原体によって著しく汚染のおそれのある業務				×	

×：就業禁止業務
※：妊婦、産婦が当該業務に従事しない旨を使用者に申し出た場合に就業させてはならない業務

ここに注目！

（1）女性の就業制限
① **重量物を取扱う業務の重量制限値**は覚えておく必要がある。
② **さく岩機などの身体に著しい振動を与える業務**の、産婦の欄をよく確認しておく。

（2）年少者の就業制限
年少者のみが就業制限を受けている業務に注目しておく。

（3）時間外労働の2時間制限
問題によく取り上げられる、**制限対象となっていない次の業務**を確認しておく。
① 病原体によって著しく汚染のおそれのある業務
② 精神的緊張を常に必要とする業務、情報機器作業
③ 大部分の労働時間が立ち作業（腰部に負担がかかる作業）である業務
④ 酸素欠乏危険場所における業務
⑤ 湿潤な場所における業務（給湿を行う紡績、織布）
⑥ 廃棄物の焼却、または清掃の業務
⑦ 超音波にさらされる業務

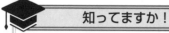

特化則、有機則、鉛則の規制対象物質の中で、**妊娠や出産・授乳機能に影響のある 26 物質**については、作業環境測定の結果が第3管理区分となった場合、女性の就業が禁止されている（女性則第2条）。

公表試験問題を解いてみよう！

問1 労働基準法に基づき、満 18 歳に満たない者を就かせてはならない業務に該当しないものは次のうちどれか。

（1）さく岩機、鋲打機等身体に著しい振動を与える機械器具を用いて行う業務

（2）著しく寒冷な場所における業務

（3）20kg の重量物を継続的に取り扱う業務

（4）超音波にさらされる業務

（5）強烈な騒音を発する場所における業務

（令和5年 10 月公表問題の問 10）

公表試験問題を解いてみよう！

問2 労働基準法に基づく有害業務への就業制限に関する次の記述のうち、誤っているものはどれか。

（1）満18歳未満の者は、多量の低温物体を取り扱う業務に就かせてはならない。

（2）妊娠中の女性は、異常気圧下における業務に就かせてはならない。

（3）満18歳以上で産後8週間を経過したが1年を経過しない女性から、著しく暑熱な場所における業務に従事しない旨の申出があった場合には、当該業務に就かせてはならない。

（4）満18歳以上で産後8週間を経過したが1年を経過しない女性から、さく岩機、鋲打機等身体に著しい振動を与える機械器具を用いて行う業務に従事したい旨の申出があった場合には、当該業務に就かせることができる。

（5）満18歳以上で産後1年を経過した女性は、多量の低温物体を取り扱う業務に就かせることができる。

（令和5年4月公表問題の問10）

19 化学物質のリスクアセスメント

一定の危険・有害性がある化学物質については、容器にラベル表示をする、また提供者に安全データシート（ＳＤＳ）を提供することが義務付けられています。この対象となっている化学物質（リスクアセスメント対象物質）については、リスクアセスメントを行うことも義務付けられています。

最重要ポイント51

▶ リスクという言葉

リスク ⇒ 疾病が発生する可能性と、疾病の重大性（重篤度）の組み合わせ

＊ 個々の有害性（ハザード）について、その有害性から病気が発生する可能性、またその有害性によって引き起こされる病気の重さ、これをそれぞれ見積り、２つの見積りの組み合わせで、対象の有害性の度合いを表しているものが「リスク」と理解してほしい。

最重要ポイント52

▶ リスクの見積り方法

有害性のリスクを見積もる方法には、基本的に次の２通りがある。

（1）「健康障害を生じるおそれのある程度（発生可能性）」と「健康障害の程度（重篤度）」を考慮して見積もる方法

（2）「化学物質にさらされる程度（ばく露の程度）」と「化学物質等の有害性の程度」を考慮して見積もる方法

ここに注目！

　今後、化学物質の自律的管理が広く展開されていくことを考えると、化学物質のリスクアセスメントに関する課題の出題も広がりをみせていくことが予想される。そのことを踏まえると、次の文書を一読しておくことをぜひお勧めしたい。 →**「化学物質等による危険性又は有害性等の調査等に関する指針」**（改正　令和5年4月27日　危険性又は有害性等の調査等に関する指針公示第4号）

最重要ポイント53

▶ ばく露限界と管理濃度

　「化学物質にさらされる程度（ばく露の程度）」を見積もる方法の一つとして、実際に仕事をしている作業者のさらされている濃度（ばく露濃度）を測定し、ばく露限界と比較する方法がある。実測値による方法なので、最も確実性のある方法である。

　（1）「ばく露限界」と「管理濃度」という管理の目安について
　　① 「ばく露限界（濃度基準値、許容濃度など）」は、健康影響に重きを置いて考慮して設定された目安
　　② 「管理濃度」は、健康影響以外に作業環境管理技術の実用可能性なども考慮した上で、有害物質に関する作業環境の状態を評価するための目安

　（2）濃度実測値と比較するそれぞれの目安
　　① 作業者のさらされている濃度（ばく露濃度）を評価するための目安は「ばく露限界」
　　② 作業環境測定結果（環境気中濃度）を評価するための目安は「管理濃度」

最重要ポイント54

▶ **リスク低減措置を検討する場合の優先順位**

　リスク低減措置（リスク評価結果に基づいて行う対策）は、次の優先順位にしたがって検討する。

優先順位 高

（1）本質安全化 ⇒ 有害性の低い物質への代替等、化学反応のプロセスの運転条件の変更等、化学物質の形状の変更等

（2）工学的対策 ⇒ 設備の密閉化、局所排気装置、またはプッシュプル型換気装置の設置

（3）管理的対策 ⇒ 作業手順の改善、立ち入り禁止措置等

（4）個人用保護具の使用

優先順位 低

 知ってますか！

　化学物質による労働災害の中で、特化則、有機則、鉛則などの**特別規則で規制されている化学物質以外の化学物質**が原因で発生したものが約8割を占めている。このような現況も踏まえて、令和6（2024）年4月から、化学物質の自律的な管理が本格的に展開されていくことになる。この取り組みの柱になるのが「**リスクアセスメント**」。

公表試験問題を解いてみよう！

問 1 化学物質等による疾病のリスクの低減措置について、法令に定められた措置以外の措置を検討する場合、優先度の最も高いものは次のうちどれか。

（1）化学物質等に係る機械設備等の密閉化

（2）化学物質等に係る機械設備等への局所排気装置の設置

（3）化学反応のプロセス等の運転条件の変更

（4）化学物質等の有害性に応じた有効な保護具の使用

（5）作業手順の改善

（令和5年10月公表問題の問13）

公表試験問題を解いてみよう！

問2 化学物質等による疾病のリスクの低減措置を検討する場合、次のアからエの対策について、優先度の高い順に並べたものは（1）～（5）のうちどれか。

ア 化学反応のプロセス等の運転条件の変更

イ 作業手順の改善

ウ 化学物質等に係る機械設備等の密閉化

エ 化学物質等の有害性に応じた有効な保護具の使用

（1）ア － ウ － イ － エ

（2）ア － エ － ウ － イ

（3）イ － ア － ウ － エ

（4）ウ － ア － イ － エ

（5）ウ － ア － エ － イ

（令和4年4月公表問題の問11）

20 有害物質1 －粉じん－

粉じん（空気中に含まれる非生物体の固体粒子をいい、ヒュームも含む）を吸入することで発症するじん肺。様々な粉じんで発症している事例があり、その中でも、石綿はじん肺以外の健康障害の原因となることもわかっています。

最重要ポイント55

▶ 粉じんによる健康障害

（1）じん肺

① 粉じんを吸入することで肺の組織が線維化（線維増殖性変化）する疾患である。

② 吸入した粉じんの種類によって、けい肺、炭素肺、石綿肺、アルミニウム肺、溶接工肺、ベリリウム肺などと称することがある。

③ じん肺の合併症には、肺結核、結核性胸膜炎、続発性気管支炎、続発性気管支拡張症、続発性気胸、原発性肺がんなどがある。

④ 現在、じん肺の治療法は確立されていない。

（2）けい肺

① 遊離けい酸（二酸化ケイ素が他の元素とは結合していない状態の鉱物）を吸入することによって発症するじん肺。

② 遊離けい酸は、線維化（炎症性病変ではない）が極めて強く、鋳物製造業、トンネル掘削工事など、多くの産業現場で見られる典型的なじん肺。

（3）石綿肺

① 石綿繊維の粉じんを吸入して発症するじん肺。

② 胸膜の肥厚（プラーク）、胸膜の石灰化、胸水などを伴う。

③ 石綿肺以外にも、石綿によって肺がん、腹膜や胸膜に中皮腫（原発性のがんで、特にクロシドライトは発がん性質が高い）が生じることもある。

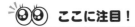 ここに注目！

中皮腫は、**石綿により発症する特徴的ながん**である。

 公表試験問題を解いてみよう！

問 粉じん（ヒュームを含む。）による健康障害に関する次の記述のうち、誤っているものはどれか。

（1）じん肺は、粉じんを吸入することによって肺に生じた炎症性病変を主体とする疾病で、その種類には、けい肺、間質性肺炎、慢性閉塞性肺疾患（COPD）などがある。

（2）じん肺は、肺結核のほか、続発性気管支炎、続発性気胸、原発性肺がんなどを合併することがある。

（3）アルミニウムやその化合物によってじん肺を起こすことがある。

（4）溶接工肺は、溶接の際に発生する酸化鉄ヒュームのばく露によって発症するじん肺である。

（5）炭素を含む粉じんは、じん肺を起こすことがある。

（令和4年10月公表問題の問13）

21 有害物質2 －金属類－

重金属類による健康障害は、古くから知られている。有機水銀による水俣病、カドミウムによるイタイイタイ病など、公害病として一般にも広く知られている事例もあります。

 最重要ポイント56

▶ **金属による健康障害**

（1）鉛　　　　⇒ 貧血、末梢神経障害、腹部の疝痛、伸筋麻痺、腎障害など。

（2）クロム　　⇒ 肺がん、鼻中隔穿孔など。

（3）マンガン　⇒ 精神障害、歩行障害、発語障害、筋緊張亢進といったパーキンソン病に似た症状など。

（4）金属水銀　⇒ 標的臓器は脳。手指のふるえ、精神障害など。

（5）カドミウム⇒ 急性中毒では肺炎や上気道炎。慢性中毒では腎障害、肺気腫、肺がん、犬歯・門歯の黄色環など。

（6）ベリリウム⇒ 急性中毒では接触性皮膚炎、皮膚潰瘍、肺炎など。慢性中毒として慢性ベリリウム肺。

（7）砒素　　　⇒ 黒皮症、角化症、肺がん、鼻中隔穿孔など。

（8）金属熱　　⇒ 酸化亜鉛や酸化銅などを吸入して数時間後に悪寒、発熱などの症状が出る。高温環境が原因で発症する疾患ではない。

公表試験問題を解いてみよう！

問1 金属などによる健康障害に関する次の記述のうち、誤っているものはどれか。

（1）ベリリウム中毒では、接触皮膚炎、肺炎などの症状がみられる。

（2）マンガン中毒では、歩行障害、発語障害、筋緊張亢進などの症状がみられる。

（3）クロム中毒では、低分子蛋白尿、歯への黄色の色素沈着、視野狭窄などの症状がみられる。

（4）カドミウム中毒では、上気道炎、肺炎、腎機能障害などがみられる。

（5）金属水銀中毒では、感情不安定、幻覚などの精神障害、手指の震えなどの症状がみられる。

（令和5年10月公表問題の問16）

公表試験問題を解いてみよう！

問2 金属による中毒に関する次の記述のうち、正しいものはどれか。

（1）鉛中毒では、貧血、伸筋麻痺、腹部の疝痛などの症状がみられる。

（2）カドミウム中毒では、感情不安定、幻覚などの精神障害や手指の震えなどの症状がみられる。

（3）マンガン中毒では、指の骨の溶解、皮膚の硬化などの症状がみられる。

（4）クロム中毒では、低分子蛋白尿、歯への黄色の色素沈着、視野狭窄などの症状がみられる。

（5）金属水銀中毒では、骨軟化症、鼻中隔穿孔などの症状がみられる。

（平成30年10月公表問題の問14）

22 有害物質３ －有機溶剤－

有機溶剤は、優れた特性を持つため産業現場で幅広く活用される一方、常温・常圧においても、揮発する性質があり、吸入によって身体内に取り込む、あるいは皮膚から吸収することによって身体内に取り込みなどして、健康障害を引き起こすことがあります。

最重要ポイント57

▶ **有機溶剤の性質と共通した健康障害**

（１）揮発性、脂溶性（脂肪を溶かしやすい）がある。

（２）空気より重く、引火性があるもの（塩素系有機溶剤は常温では引火性はない）もある。

（３）皮膚、呼吸器から身体に取り込む。

（４）皮膚、粘膜に触れると刺激作用、吸入すると麻酔作用がある。

（５）低濃度の繰り返しばく露による症状には、頭痛、めまい、記憶力の減退、不眠などがある。

最重要ポイント58

▶ **特異的な健康障害を呈する有機溶剤**

（１）ノルマルヘキサン ⇒ 多発性神経炎

（２）二硫化炭素 ⇒ 神経・精神異常

（３）メチルアルコール（メタノール）、酢酸メチル ⇒ 視神経障害

（４）塩素系有機溶剤（ハロゲン化炭化水素）⇒ 肝臓障害

知ってますか！

特定化学物質障害予防規則で規制されている「特別有機溶剤」とは、発がんのおそれのある有機溶剤である。

公表試験問題を解いてみよう！

問1 有機溶剤に関する次の記述のうち、正しいものはどれか。
（1）有機溶剤の多くは、揮発性が高く、その蒸気は空気より軽い。
（2）有機溶剤は、脂溶性が低いため、脂肪の多い脳などには入りにくい。
（3）ノルマルヘキサンによる障害として顕著なものには、白血病や皮膚がんがある。
（4）二硫化炭素は、動脈硬化を進行させたり、精神障害を生じさせることがある。
（5）N,N – ジメチルホルムアミドによる障害として顕著なものには、視力低下を伴う視神経障害がある。

（令和5年4月公表問題の問14）

 公表試験問題を解いてみよう！

問2 有機溶剤に関する次の記述のうち、誤っているものはどれか。
（1）有機溶剤は、呼吸器から吸収されやすいが、皮膚から吸収されるものもある。
（2）メタノールによる障害として顕著なものは、網膜細動脈瘤を伴う脳血管障害である。
（3）キシレンのばく露の生物学的モニタリングの指標としての尿中代謝物は、メチル馬尿酸である。
（4）有機溶剤による皮膚又は粘膜の症状としては、皮膚の角化、結膜炎などがある。
（5）低濃度の有機溶剤の繰り返しばく露では、頭痛、めまい、物忘れ、不眠などの不定愁訴がみられる。

（令和3年4月公表問題の問13）

労働衛生

23 有害物質4 −有毒ガス、発がん性物質など−

皮膚、粘膜を刺激するガス、あるいは内呼吸に影響を与える窒息性ガスなど、有害なガスがあります。また、遅発性障害であるがんを引き起こす化学物質も数多くあります。

最重要ポイント59

▶ 代表的な刺激性ガスの性質と健康障害

（1）弗化水素　⇒ 骨の硬化、斑状歯、歯牙酸蝕症など

（2）二酸化硫黄 ⇒ 歯牙酸蝕症、慢性気管支炎など

（3）塩素　　　⇒ 次亜塩素酸塩と酸との反応により発生する

（4）二酸化窒素 ⇒ 歯牙酸蝕症、慢性気管支炎など

最重要ポイント60

▶ 代表的な窒息性ガスの性質と健康障害

（1）一酸化炭素

① 無色、無臭。

② 不完全燃焼で発生し、エンジンの排気ガス、たばこの煙などにも含まれる。

③ 一酸化炭素を吸入すると、ヘモグロビンが酸素ではなく一酸化炭素と結合してしまい、血液の大事な役割である酸素運搬機能を阻害する。

④ 後遺症として、健忘やパーキンソン症状がみられることがある。

（2）硫化水素

① 無色、腐乱臭。

② 硫酸還元菌、腐敗菌などの働き、あるいは自然界からの噴出によって様々な場面で発生する。

③ 低濃度ばく露では、粘膜刺激作用、高濃度ばく露においては脳神経細胞障害、意識消失、呼吸麻痺、肺水腫などを引き起こす。

（3）シアン化水素

① 無色、アーモンド臭。

② 皮膚からも身体に吸収し、呼吸困難、けいれんなどを引き起こす。

（4）酸素

① 空気中の酸素濃度が15～16％程度になると頭痛、吐き気などを感じる。

② 無酸素空気の1回呼吸が死をまねくことがある。

 最重要ポイント61

▶ **代表的な発がん性物質**

（1）肺がん　　　　　⇒ 石綿、クロム酸、砒素、コールタールなど

（2）白血病　　　　　⇒ ベンゼン

（3）膀胱がん　　　　⇒ ベンジジン、ベーターナフチルアミン

（4）腹膜、胸膜中皮腫 ⇒ 石綿

（5）肝血管肉腫　　　⇒ 塩化ビニル

👀 **ここに注目！**

特別有機溶剤（発がんのおそれのある有機溶剤）には、エチルベンゼン、クロロホルム、ジクロロメタン、トリクロロエチレンなどがある。

問1　化学物質による健康障害に関する次の記述のうち、正しいものはどれか。

（1）塩素による中毒では、再生不良性貧血、溶血などの造血機能の障害がみられる。

（2）シアン化水素による中毒では、細胞内の酸素の利用の障害による呼吸困難、けいれんなどがみられる。

（3）弗化水素による中毒では、脳神経細胞が侵され、幻覚、錯乱などの精神障害がみられる。

（4）酢酸メチルによる慢性中毒では、微細動脈瘤を伴う脳卒中などがみられる。

（5）二酸化窒素による慢性中毒では、骨の硬化、斑状歯などがみられる。

（令和5年4月公表問題の問17）

公表試験問題を解いてみよう！

問2　化学物質による健康障害に関する次の記述のうち、誤っている
　　　ものはどれか。

（1）一酸化炭素による中毒では、ヘモグロビン合成の障害による貧血、
　　溶血などがみられる。

（2）シアン化水素による中毒では、細胞内での酸素利用の障害による
　　呼吸困難、痙攣などがみられる。

（3）硫化水素による中毒では、意識消失、呼吸麻痺などがみられる。

（4）二酸化硫黄による慢性中毒では、慢性気管支炎、歯牙酸蝕症な
　　どがみられる。

（5）弗化水素による慢性中毒では、骨の硬化、斑状歯などがみられる。

（平成30年4月公表問題の問17）

24 有害エネルギー１ －騒音－

定期健康診断の実施結果統計において、比較的有所見率の高い検査項目のひとつにあげられているものに聴力検査（4000Hz）があります。すべてが騒音による影響かどうかはわかりませんが、様々な騒音にさらされている日常生活を考えると少し気になります。

 最重要ポイント 62

▶ **騒音性難聴**

（1）音を神経に伝達する内耳の聴覚器官（蝸牛）の有毛細胞の変性と脱落によって発生。

（2）4000Hz 付近（会話より高い領域）の聴力から低下（c^5dip）。

（3）初期には気付かないことが多く治りにくい。

（4）騒音性難聴以外に、騒音は自律神経系や内分泌系へも影響を与え、交感神経の活動の亢進や副腎皮質ホルモンの分泌の増加が認められることがある。

 最重要ポイント 63

▶ **騒音測定**

（1）騒音レベル ⇒ 普通騒音計においては、20 ～ 8000Hz の周波数領域の音圧レベルを全て測り、個々の周波数成分ごとに人間の聴覚特性を考慮してそれぞれA特性補正をかけ、その補正した個々の周波数の音の成分のパワー和を数字に表しているもの。いくつかの周波数の音圧レベルだけをピックアップして計測し、その総和を表しているものではない。

（2）等価騒音レベル ⇒ 時間と共に変動する騒音レベルについて、一定時間の平均的な騒音の程度を表す指標のひとつ。具体的には、単位時間（10 分間以上）あたりの騒音レベルを平均化した評価値。人間の生理・心理的反応ともよく対応することが明らかにされている。

ここに注目！

令和5（2023）年4月に <u>「騒音障害防止のためのガイドライン」</u> が改訂され、必要に応じて個人ばく露測定による等価騒音レベルの測定を行うことができるようになりました。

公表試験問題を解いてみよう！

問 作業環境における騒音及びそれによる健康障害に関する次の記述のうち、誤っているものはどれか。

（1）騒音レベルの測定は、通常、騒音計の周波数重み付け特性Aで行い、その大きさは dB で表す。

（2）騒音性難聴は、初期には気付かないことが多く、また、不可逆的な難聴であるという特徴がある。

（3）騒音は、自律神経系や内分泌系へも影響を与えるため、騒音ばく露により、交感神経の活動の亢進や副腎皮質ホルモンの分泌の増加が認められることがある。

（4）騒音性難聴では、通常、会話音域より高い音域から聴力低下が始まる。

（5）等価騒音レベルは、中心周波数 500Hz、1,000Hz、2,000Hz 及び 4,000Hz の各オクターブバンドの騒音レベルの平均値で、変動する騒音に対する人間の生理・心理的反応とよく対応する。

（令和5年10月公表問題の問15）

25 有害エネルギー2 −高温・低温他−

気圧、騒音、振動、電離放射線、非電離放射線などの物理的エネルギーは、自然界にごく普通に存在するものですが、産業活動において人工的に作られた環境においては、人間に影響が出ないように管理することが求められます。

 最重要ポイント64

▶ 高温による健康障害

（1）熱中症 ⇒ 暑熱環境によって生じる身体の適応障害の状態疾患の総称。

（2）熱失神（重症度Ⅰ）⇒ 発汗による脱水のため身体を循環する血液量が減少し、一時的な脳虚血による立ちくらみ → 涼しい場所で水分を与えて休養させる。

（3）熱虚脱（重症度Ⅰ）⇒ 血圧が低下するために代償的に心拍数が増加することによる、全身倦怠、脱力感などの循環障害 → 涼しい場所で水分を与えて休養させる。

（4）熱けいれん（重症度Ⅰ）⇒ 大量の発汗があり、水のみを補給した場合に血液の塩分濃度が低下し、四肢や腹筋などに痛みを伴ったけいれん、立ちくらみが起こる → 塩分を含んだ水分（スポーツドリンク）の補給・涼しい場所で休養させる。

（5）熱疲労（重症度Ⅱ）⇒ 発汗状態が長時間続き、体内の塩分や水分が失われ、このバランスが崩れてショック、脱水症状が起こる → 涼しい場所で足を高くして仰向けに寝かせるとともに、薄い食塩水やスポーツドリンクを与える。

（6）熱射病（重症度Ⅲ）⇒ 体温が上昇し脳の体温中枢が障害され、体温が40℃を超えているのに汗が出なくなり、意識障害も生じ、死亡するおそれもある症状。 → 水に濡らしたバスタオルで身体全体を冷やす、また応急手当後、救急要請し、医師の手当てを受ける。

最重要ポイント 65

▶ **低温による健康障害**

（1）凍傷 ⇒ 0℃以下の寒冷による組織の凍結壊死。

（2）凍瘡 ⇒ 0℃以上の寒冷と湿気によるしもやけ。

（3）低体温症 ⇒ 体の中心部の温度が 35℃以下となった状態。

 最重要ポイント 66

▶ **気圧変化による健康障害**

減圧症 ⇒ 潜水業務において、高圧環境下からの急浮上による減圧に伴い、血液中や組織中に溶け込んでいた窒素が気泡化し、血液循環を障害したり組織を圧迫したりして、皮膚のかゆみ、関節や筋肉の痛みが生じる。

 最重要ポイント 67

▶ **局所振動による健康障害**

局所振動障害 ⇒ レイノー現象などの末梢循環障害、手指のしびれ感などの末梢神経障害を起こす。

▶ 電離放射線による健康障害

（1）身体的影響

① 急性障害（30 日以内に発生）⇒ 急性放射線症、造血器障害、生殖器障害、皮膚障害

② 晩発障害（数か月から数十年にわたる潜伏期間を得て発生）⇒ 発がん（白血病）、白内障

（2）遺伝的影響

（3）確定的影響と確率的影響

① 確定的影響 ⇒ 障害の発生と被ばく線量との間にしきい値が存在し、その障害の重篤度が被ばく線量に依存するような障害（白内障、皮膚障害等）をもたらす電離放射線影響

② 確率的影響 ⇒ 障害の発生確率と被ばく線量との間にしきい値をもたない比例関係があり、その障害の重篤度が被ばく線量に依存しないような障害（発がん、遺伝的影響）をもたらす電離放射線影響

▶ 電離放射線以外の電磁波

（1）電磁波の種類と波長

短い	電離放射線（エックス線・ガンマ線）
	紫外線
＜波長＞	可視光線
	赤外線
長い	マイクロ波

（2）健康障害

① 赤外線 　⇒ 白内障

② 紫外線 　⇒ 電光性眼炎、皮膚がん、白内障

③ マイクロ波 ⇒ 白内障、組織壊死、深部発熱

最重要ポイント70

▶ **レーザー光線**

（1）特徴 ⇒ 単一波長で位相のそろった人工光線のことで、指向性
や集束性が強い

（2）波長範囲 ⇒ 180nm～1mmの範囲で、様々な波長のレー
ザー光線が利用されている

（3）クラス分け ⇒ パワーによりクラス分けされており、最も弱い
クラス1はレーザーポインターなどで利用、最
も強いクラス4は金属の溶断などに利用されて
いる

 公表試験問題を解いてみよう！

問 作業環境における有害要因による健康障害に関する次の記述のう
ち、正しいものはどれか。

（1）潜水業務における減圧症は、浮上による減圧に伴い、血液中に
溶け込んでいた酸素が気泡となり、血管を閉塞したり組織を圧迫
することにより発生する。

（2）熱けいれんは、高温環境下での労働において、皮膚の血管に血
液がたまり、脳への血液の流れが少なくなることにより発生し、
めまい、失神などの症状がみられる。

（3）全身振動障害では、レイノー現象などの末梢循環障害や手指の
しびれ感などの末梢神経障害がみられ、局所振動障害では、関節
痛などの筋骨格系障害がみられる。

（4）低体温症は、低温下の作業で全身が冷やされ、体の中心部の温
度35℃程度以下に低下した状態をいう。

（5）マイクロ波は、赤外線より波長が短い電磁波で、照射部位の組
織を加熱する作用がある。

（令和5年10月公表問題の問18）

26 労働衛生の３管理

労働者の健康障害を予防するためには、作業環境管理、作業管理、健康管理の３管理をベースに、総合的に展開していく必要があります。その中で、作業環境中の有害要因を取り除いて良好な作業環境を確保するための作業環境管理は、最も根本的な管理といえます。

最重要ポイント 71

▶ 労働衛生の３管理

（１）【作業環境管理】

有害要因を工学的な対策によって作業環境から除去し、良好な作業環境を維持するための管理

→ 具体的な方策として、作業環境測定を行って現状を把握する、また必要な排気設備などを整える、そしてその設備が適切に稼働しているかを確認するなど

（２）【作業管理】

作業のやり方を適切に管理し、作業者への悪影響を少なくするための管理

→ 具体的な方策として、作業手順、作業姿勢を適切に管理する、また必要に応じて適切な個人用保護具を選択し、着用を徹底させる、あるいは立ち入り禁止区域を設定するなど

（３）【健康管理】

健康診断およびその結果に基づく措置、健康の保持増進措置、またメンタルヘルス対策など、労働者の心身の健康状態を管理

→ 具体的な方策として、健康診断の実施、体操の実施など

公表試験問題を解いてみよう！

問 労働衛生対策を進めていくに当たっては、作業環境管理、作業管理及び健康管理が必要であるが、次のAからEの対策例について、作業管理に該当するものの組合せは（1）〜（5）のうちどれか。

A 座位での情報機器作業における作業姿勢は、椅子に深く腰をかけて背もたれに背を十分あて、履き物の足裏全体が床に接した姿勢を基本とする。

B 有機溶剤業務を行う作業場所に設置した局所排気装置のフード付近の気流の風速を測定する。

C 放射線業務を行う作業場所において、外部放射線による実効線量を算定し、管理区域を設定する。

D ずい道建設工事の掘削作業において、土石又は岩石を湿潤な状態に保つための設備を稼働する。

E 介護作業等腰部に著しい負担のかかる作業に従事する労働者に対し、腰痛予防体操を実施する。

（1）A，B
（2）A，C
（3）B，C
（4）C，D
（5）D，E

（令和5年10月公表問題の問12）

27 作業環境管理１－有害物質の分類と状態－

有害物質は、その物理化学的性質、取り扱い方法により、気体（ガス、蒸気）、液体（ミスト）、固体（粉じん、ヒューム）などの状態で発散します。対象の有害物質の発散防止対策にあたっては、まずどのような状態で発散するのかを知っておかなければなりません。

 最重要ポイント 72

▶ **ミストとヒューム**

（１）ミスト（霧）　⇒ 液体の微細な粒子が空気中に浮遊しているもの

（２）ヒューム（煙）⇒ 気体（例えば金属の蒸気）が空気中で凝固、化学変化を起こし、固体の微粒子となって空気中に浮遊しているもの

 最重要ポイント 73

▶ **空気中の有害物質の分類と状態**

分類		状態	例
気体物質	ガス	気体	塩化ビニル、ホルムアルデヒド、二酸化硫黄（亜硫酸ガス）、硫化水素、アンモニアなど
	蒸気		アクリロニトリル、水銀、ニッケルカルボニル、硫酸ジメチル、有機溶剤（トリクロルエチレン、アセトン、二硫化炭素）など
粒子状物質	ミスト	液体	コールタール、クロム酸、塩素化ビフェニルなど
	粉じん	固体	ジクロルベンジジン、石綿など
	ヒューム		酸化鉄、酸化鉛、酸化カドミウムなど

公表試験問題を解いてみよう！

問1 化学物質とその常温・常圧（25℃、1気圧）での空気中における状態との組合せとして、誤っているものは次のうちどれか。

ただし、ガスとは、常温・常圧で気体のものをいい、蒸気とは、常温・常圧で液体又は固体の物質が蒸気圧に応じて揮発又は昇華して気体となっているものをいうものとする。

（1）アクリロニトリル ……………………… ガス
（2）アセトン ………………………………… 蒸気
（3）アンモニア ……………………………… ガス
（4）ホルムアルデヒド ……………………… ガス
（5）硫酸ジメチル …………………………… 蒸気

（令和5年10月公表問題の問11）

公表試験問題を解いてみよう！

問2 次の化学物質のうち、常温・常圧（25℃、1気圧）の空気中で蒸気として存在するものはどれか。

ただし、蒸気とは、常温・常圧で液体又は固体の物質が蒸気圧に応じて揮発又は昇華して気体となっているものをいうものとする。

（1）塩化ビニル
（2）ホルムアルデヒド
（3）二硫化炭素
（4）二酸化硫黄
（5）アンモニア

（令和3年10月公表問題の問12）

労働衛生

28 作業環境管理2 －作業環境測定－

有機則、鉛則、特化則、粉じん則などの規定に沿った指定作業場の作業環境測定は、作業環境測定士が、「作業環境測定基準」、ならびに「作業環境評価基準」に沿って実施することが必要です。

最重要ポイント74

▶ **作業環境測定**

（1）単位作業場所 ⇒ 労働者の作業中の行動範囲と、有害物質の濃度の分布等を考慮した、作業環境測定が必要とされる範囲。

（2）A測定 ⇒ 単位作業場所<u>全体の有害物質の濃度の分布を知るための測定</u>。単位作業場所に無作為に選んだ5点以上で、<u>床上50cm以上150cm以下の位置</u>で測定する。

（3）B測定 ⇒ 単位作業場所の有害物質の発散源に近接した<u>作業位置における最高濃度</u>を知るために行う測定。

最重要ポイント75

▶ **作業環境測定の評価**

（1）A測定においては、得られた測定値の幾何平均値及び幾何標準偏差から求めた第一評価値ならびに第二評価値を、またB測定においては、得られた測定値そのものを評価に用いる。

（2）第一評価値 ⇒ 単位作業場所において考えられる、すべての測定点の作業時間内における、気中有害物質濃度の実現値を母集団として分布図を描いた際に、高濃度側から5％に相当する濃度の推定値。

（3）第二評価値 ⇒ 単位作業場所における<u>気中有害物質の算術平均濃度の推定値</u>。

（4）管理濃度 ⇒ 有害物質に関する作業環境の状態を評価するために、測定結果から作業環境管理の良否を判断する際の管理区分を決定するための指標。<u>ばく露限界（濃度基準値、許容濃度など）とは異なる</u>。

（5）<u>管理区分の決定</u>

	A 測定		
	第1評価値＜管理濃度	第2評価値≦管理濃度≦第1評価値	第2評価値＞管理濃度
B測定値＜管理濃度	第1管理区分	第2管理区分	第3管理区分
管理濃度≦B測定値≦管理濃度×1.5	第2管理区分	第2管理区分	第3管理区分
B測定値＞管理濃度×1.5	第3管理区分	第3管理区分	第3管理区分

（表の左列ラベル：B測定）

知ってますか！

　有機則などの改正により、令和6（2024）年4月から、作業環境測定の結果、第3管理区分となった時の講ずべき措置が変わる。具体的には、作業環境の改善の可否と、改善できる場合の改善方策について、外部の作業環境管理専門家の意見を聴いて進めることとなる。

問 1　厚生労働省の「作業環境測定基準」及び「作業環境評価基準」
に基づく作業環境測定及びその結果の評価に関する次の記述のう
ち、正しいものはどれか。

（1）A測定における測定点の高さの範囲は、床上100cm以上150cm
以下である。

（2）許容濃度は、有害物質に関する作業環境の状態を単位作業場所
の作業環境測定結果から評価するための指標として設定されたも
のである。

（3）A測定の第二評価値とは、単位作業場所における気中有害物質
の算術平均濃度の推定値である。

（4）A測定の第二評価値及びB測定の測定値がいずれも管理濃度に
満たない単位作業場所は、第一管理区分になる。

（5）A測定においては、得られた測定値の算術平均値及び算術標準
偏差を、またB測定においてはその測定値そのものを評価に用いる。

（令和4年4月公表問題の問12）

公表試験問題を解いてみよう！

問2 厚生労働省の「作業環境測定基準」及び「作業環境評価基準」
に基づく作業環境測定及びその結果の評価に関する次の記述のう
ち、誤っているものはどれか。

（1）管理濃度は、有害物質に関する作業環境の状態を単位作業場所
の作業環境測定結果から評価するための指標として設定されたも
のである。

（2）単位作業場所は、作業場の区域のうち労働者の作業中の行動範囲、
有害物の分布等の状況等に基づき定められる作業環境測定のため
に必要な区域をいう。

（3）B測定は、有害物の発散源に近接する場所において作業が行わ
れる場合に、有害物の濃度が最も高くなると思われる時間に、そ
の作業が行われる位置において行う測定である。

（4）A測定の第二評価値及びB測定の測定値がいずれも管理濃度に
満たない単位作業場所は、A測定の第一評価値に関係なく第一管
理区分になる。

（5）B測定の測定値が管理濃度の1.5倍を超えている単位作業場所の
管理区分は、A測定の結果に関係なく第三管理区分となる。

（平成30年10月公表問題の問18）

29 作業環境管理3 －作業環境改善－

> 　最も有効な作業環境改善策は、有害な物質そのものの使用をやめるか、有害性の少ない物質への代替化ですが、このような措置を施すことが難しい場合には、設備を密閉する、あるいは有害物質が拡散する前に高濃度のまま除去してしまう方法が有効となります。

 最重要ポイント76

▶ **工学的対策採用の優先順位の順番**

① 密閉構造

↓

② 局所排気装置、プッシュプル型換気装置

↓

③ 全体換気装置

 最重要ポイント77

▶ **密閉構造と包囲構造**

（1）密閉構造 ⇒ 多少内部が加圧になっても有害物質が外に漏れださない構造

（2）包囲構造 ⇒ 発散源を囲っても、いまだ隙間が残っている構造
　→ このような構造の場合には、内部から有害物質が漏れ出して来ないように、<u>内部の圧力を外気圧より低く（負圧）に保つ必要がある</u>。包囲構造は、後述する局所排気装置の囲い式フードのひとつの形（極端に開口部が狭いフードという理解）である。

最重要ポイント 78

▶ **局所排気装置とプッシュプル型換気装置**

（1）局所排気装置 ⇒ 発散源を囲むように、あるいは近いところに空気の吸込口（フード）を設けて、有害物質が周囲に拡散する前に吸い込んで除去し、屋外に排出させる設備

（2）プッシュプル型換気装置 ⇒ 局所排気装置は、空気の吸込口（プルフード）のみの設備だが、この設備は吸込口ともう一つ空気の吹出し口（プッシュフード）発散源をはさんで向き合うように設け、2つのフードの間に作られた一様な気流によって発散した有害物質をかき混ぜることなく流して吸引する理想的な設備

最重要ポイント 79

▶ **局所排気装置の各ユニット**

（1）フード

　① 囲い式の分類

　　・カバー型、グローブボックス型 ⇒ 隙間程度の、吸込口の面積が狭いもの

　　・ドラフトチェンバー型、建築ブース型 ⇒ 作業面を除き周りが覆われている、吸込口の面積が広いもの

　② レシーバー式の分類

　　・キャノピー型 ⇒ 熱による上昇気流がある場合に、それを利用して捕捉するもの

　　・カバー型 ⇒ 飛散速度を利用して捕捉するもの

　③ フードのフランジ

　　フードの後方から回り込んでくる気流を止めるために、フードの吸込口につばを付けると、必要な風速を得るために排風量を節約することができる。このつばのような形状の部分を「フランジ」という。

（2）給気
　　屋内に空気を供給することを給気という。給気が不足すると局所排気装置の排風量が確保できなくなるので、排気量に見合った給気量を確保する必要がある。

（3）ダクト
　　ダクトの圧力損失（抵抗）を踏まえて、それに打ち勝つ能力を持つ排風機を選定することとなるが、圧力損失が増えることに比例して、排風機の価格、稼働に要するエネルギーも増えていってしまう。このことを考えると、配管設計時に、出来る限り圧力損失が少なくなるように配慮することが大切となる。
　　①　ダクト径が大きい方が、また断面が円形の方が圧力損失は小さい（搬送速度は緩やかになる）
　　②　ダクトの長さが短い方が圧力損失は小さい
　　③　ダクトの曲がり（ベンド）が少ない方が圧力損失は小さい
　　④　主ダクトと枝ダクトの合流角度は、45°を超えないようにする

（4）排風機（ファン）と空気清浄装置の位置関係
　　排風機に有害物質を通過させることを回避するために、排風機は、空気清浄装置の後の、清浄空気が通る位置に設置する

ここに注目！

　　作業性などの上から、囲い式フードが採用できない折に仕方なく利用するフードとして、外付け式フード（発散源から離れた位置に設置するフード）がある。外付け式フードの細かい型式にこだわるより、**効果的に利用できる囲い式フード、ならびにレシーバー式フードをよく学んでおくことをお勧めしたい**。

公表試験問題を解いてみよう！

問 有害物質を発散する屋内作業場の作業環境改善に関する次の記述
のうち、正しいものはどれか。

（１）有害物質を取り扱う装置を構造上又は作業上の理由で完全に密
閉できない場合は、装置内の圧力を外気圧より高くする。

（２）局所排気装置を設置する場合は、給気量が不足すると排気効果
が低下するので、排気量に見合った給気経路を確保する。

（３）有害物質を発散する作業工程では、局所排気装置の設置を密閉
化や自動化より優先して検討する。

（４）局所排気装置を設ける場合、ダクトが細すぎると搬送速度が不
足し、太すぎると圧力損失が増大することを考慮して、ダクト径
を決める。

（５）局所排気装置に設ける空気清浄装置は、一般に、ダクトに接続
された排風機を通過した後の空気が通る位置に設置する。

（令和５年 10 月公表問題の問 19）

30 作業管理 −労働衛生保護具−

作業環境改善措置を施してもまだ対策が十分でないという作業などにおいては、労働者の健康を守る"最後の砦"として労働衛生保護具を使用することが必要となります。導入するにあたっては、正しい選択、使用、管理の徹底が大切となります。

 最重要ポイント80

▶ 呼吸用保護具の分類

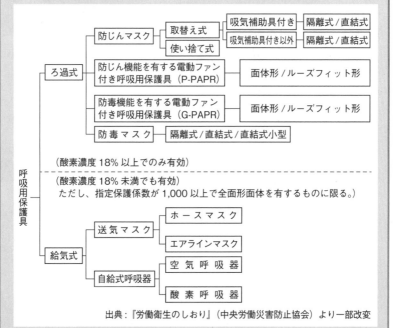

出典：『労働衛生のしおり』（中央労働災害防止協会）より一部改変

（1）ろ過式呼吸用保護具

　　有害物質をろ過材や吸収缶によって除去し、有害物質の含まれない空気を呼吸に使用するもの

（2）給気式呼吸用保護具

　　離れた位置からホースでもってきた新鮮な空気を呼吸に使用する、あるいは空気または酸素ボンベを作業者が携行し、ボンベ内の空気または酸素を呼吸に使用するもの

ここに注目！

　酸素濃度が18%未満、あるいは酸素濃度がわからない、また有害物質の種類がわからない場合には、必ず給気式呼吸用保護具を使用する。

最重要ポイント81

▶ 防じんマスク

　固体（粉じん、ならびにヒューム）、ならびに液体（ミスト）を捕集するためにろ過材を使用している。

（1）厚生労働省の構造規格があり、かつ型式検定制度が整えられており、検定合格品には型式検定合格標章がつけられている。

（2）取り替え式（ろ過材を取り替えながら使用）と使い捨て式の2種類がある。

（3）顔面と面体（顔面に密着させるインターフェイス）の高い密着性が要求される有害性の高い物質、あるいは高濃度の有害物質が存在する環境下においては、取り替え式を採用するとともに、捕集効率が高く、漏れ率が低いものを選択する。

（4）面体内に有害物質が漏れ込んでこないように、タオルなどを当てた上からの使用は避ける。また、手入れの際に、ろ過材に付着した有害物質を圧縮空気で吹き飛ばすと、ろ過材を傷めるとともに有害物質を再飛散させることになるため、絶対にやってはならない。

最重要ポイント 82

▶ 防毒マスク

（1）気体（ガス、ならびに蒸気）を捕集するために吸収缶（有害
　　物質を吸収するための吸収剤が入っている）を使用している。

（2）吸収缶は、吸収剤の量によって3種類に分類されており、有害
　　物質の気中濃度に応じて使い分けることが求められている。具
　　体的には、「隔離式」（使用濃度範囲が最も高いもの）、「直結式」、
　　「直結式小型」の3種類がある。

（3）吸収缶は、気体の特性ごとに種類があり、有害物質の特性に
　　応じた吸収缶を選択する。したがって、特性の異なる気体が複
　　数存在する環境下では使用できない。また、製品の外部側面に
　　塗色する色が決められており、例えば「有機溶剤用は黒」、「一
　　酸化炭素用は赤」などとなっている。

（4）吸収缶の除毒能力には限界があり、捕集されずに有害物質が
　　通過してしまう現象（除毒能力の喪失）を破過と呼び、ここに
　　達するまでの時間を破過時間という。したがって、気体の環境
　　中の濃度が全くわからない場合には、吸収缶の使用可能時間の
　　予測が立てられない、また高濃度の環境下で使用すると短時間
　　で使えなくなってしまう。このような場合には、給気式呼吸用
　　保護具を採用する。

（5）気体と固体（粉じんなど）が混在する環境下においては、防
　　じん機能を有する防毒マスクを使用する。防じん機能を有する
　　防毒マスクの吸収缶のろ過材がある部分の外側側面に、白線が
　　入れてある。

最重要ポイント83

▶ 電動ファン付き呼吸用保護具

　防じんマスク、防毒マスクは、着用者の肺の力で空気を吸引するが、電動ファン付き呼吸用保護具は、防じんマスク、あるいは防毒マスクに電動ファンが内蔵されており、着用者の肺の力ではなく、電動ファンの力で空気を吸引する呼吸用保護具である。

（1）防じん機能を有する電動ファン付き呼吸用保護具
　　　⇒ P-PAPR
（2）防毒機能を有する電動ファン付き呼吸用保護具
　　　⇒ G-PAPR

知ってますか！

　令和5（2023）年5月に、「防じんマスク、防毒マスク及び電動ファン付き呼吸用保護具の選択、使用等について（基発0525第3号）」が発出され、以前の防じんマスクの通達、防毒マスクの通達は廃止された。化学物質の自律的管理が展開されている中、この通達に目を通しておくことをお勧めしたい。特に、「要求防護係数」、「指定防護係数」、「フィットテスト」などの用語は、特別規則（特化則など）においても、金属アーク溶接作業などの管理に関係するため、ぜひ学んでおいてほしい。

最重要ポイント84

▶ 送気マスク

　離れた場所から新鮮な空気をホースでもってきて呼吸に使用する呼吸用保護具

（1）ホースマスク　　⇒ 自然の大気を空気源とするもの
（2）エアラインマスク ⇒ 圧縮空気を空気源とするもの

最重要ポイント85

▶ **自給式呼吸器**

　空気または酸素ボンベを作業者が携行し、ボンベ内の空気または酸素を呼吸に使用する呼吸用保護具

最重要ポイント86

▶ **化学防護手袋、化学防護服、化学防護長靴など**

　劣化、浸透、透過をよく見極めて選定する必要がある。なお、保護クリームは、正しい使用法を徹底させることが前提の用品で、例えば有害性の強い化学物質に直接触れるようなことは絶対に避けなければならない。

　（1）劣化 ⇒ 素材が物理的に変化しないことを考慮する

　（2）浸透 ⇒ ピンホール、縫い目から侵入しないことを考慮する

　（3）透過 ⇒ 分子レベルで侵入（じわじわとしみ込んでくる）しないことを考慮する

最重要ポイント87

▶ **保護めがね、遮光保護具**

　（1）保護めがね ⇒ 飛散する粒子、有害な化学物質の飛散による眼の障害を防ぐための保護具

　（2）遮光保護具 ⇒ 有害光線による眼の障害を防ぐための保護具。

最重要ポイント88

▶ 聴覚保護具（防音保護具）

　耳栓と耳覆い（イヤーマフ）の2種類がある。どちらを選ぶかは、作業の性質や騒音の性状で決まる。高レベルの騒音に対しては、両者の併用も有効である。

公表試験問題を解いてみよう！

問　労働衛生保護具に関する次の記述のうち、誤っているものはどれか。

（1）ガス又は蒸気状の有害物質が粉じんと混在している作業環境中で防毒マスクを使用するときは、防じん機能を有する防毒マスクを選択する。

（2）防毒マスクの吸収缶の色は、一酸化炭素用は赤色で、有機ガス用は黒色である。

（3）送気マスクは、清浄な空気をボンベに詰めたものを空気源として作業者に供給する自給式呼吸器である。

（4）遮光保護具には、遮光度番号が定められており、溶接作業などの作業の種類に応じて適切な遮光度番号のものを使用する。

（5）騒音作業における聴覚保護具（防音保護具）として、耳覆い（イヤーマフ）又は耳栓のどちらを選ぶかは、作業の性質や騒音の特性で決まるが、非常に強烈な騒音に対しては両者の併用も有効である。

（令和5年4月公表問題の問18）

31 健康管理 ー特殊健康診断ー

有害物質による健康障害には、急性中毒（健康な人が多量な有害物質を身体に取り込むことによって起こる）以外に、がんなどの早期には気付きにくい慢性疾患もあります。このような慢性疾患は、有害物質へのばく露状況を生物学的モニタリングであらかじめ把握し、健康影響の兆候を早期に発見して対応することが大切です。

最重要ポイント89

▶ **特殊健康診断**

（1）有害物質による健康障害は、「自覚症状」より「他覚的所見」が先行して現れる

　＊情報機器作業などによる健康影響は、「他覚的所見」より「自覚症状」が先行して現れる（愁訴先行型）

（2）局所振動障害は寒冷も影響するため、障害の有無を評価するためには、冬季が適している。

（3）情報機器作業の健康診断の検査項目には、眼科学的検査、筋骨格系に関する検査（上肢の運動機能、圧痛点等）などがある。

最重要ポイント90

▶ 生物学的モニタリング

（1）生物学的モニタリングの目的

　　有害物質の体内摂取量や有害物質による生体影響の程度を把握する。

（2）生物学的モニタリングの検査項目

対象物質名	検査項目名	試料
鉛	鉛	血液
	デルターアミノレブリン酸	尿
	赤血球プロトポルフィリン	血液
トルエン	馬尿酸	尿
キシレン	メチル馬尿酸	尿
スチレン	マンデル酸	尿
N,N－ジメチルホルムアミド	N－メチルホルムアミド	尿
ノルマルヘキサン	2,5－ヘキサンジオン	尿
1,1,1－トリクロロエタン	総三塩化物	尿
	トリクロロ酢酸	尿
トリクロロエチレン	総三塩化物	尿
	トリクロロ酢酸	尿
テトラクロロエチレン	総三塩化物	尿
	トリクロロ酢酸	尿

（3）生体試料を採取するタイミング

　　体内に取り込まれた有害物質の生物学的半減期は、有機溶剤は短く、鉛は長い。したがって、<u>有機溶剤の特殊健康診断においては、採尿を作業終了後に行う</u>ことが必要。鉛の特殊健康診断においては、採尿及び採血は随時行っても差し支えない。

問1 有害化学物質とその生物学的モニタリング指標として用いられる尿中の代謝物との組合せとして、正しいものは次のうちどれか。

（1）トルエン ……………………………… トリクロロ酢酸

（2）キシレン ……………………………… メチル馬尿酸

（3）スチレン ……………………………… 馬尿酸

（4）N, N - ジメチルホルムアミド ……… デルタ - アミノレブリン酸

（5）鉛 ……………………………………… マンデル酸

（令和5年10月公表問題の問20）

公表試験問題を解いてみよう！

問2 特殊健康診断に関する次の文中の　　　内に入れるAからCの語句の組合せとして、正しいものは（1）〜（5）のうちどれか。

　「特殊健康診断において有害物の体内摂取量を把握する検査として、生物学的モニタリングがあり、スチレンについては、尿中の　A　及びフェニルグリオキシル酸の総量を測定し、　B　については、　C　中のデルタアミノレブリン酸の量を測定する。」

	A	B	C
（1）	馬尿酸	鉛	尿
（2）	馬尿酸	水銀	血液
（3）	メチル馬尿酸	鉛	血液
（4）	マンデル酸	水銀	血液
（5）	マンデル酸	鉛	尿

（令和5年4月公表問題の問19）

＜「公表試験問題を解いてみよう！」の解答＞

【7ページ】問1（5）／問2（4）

【11ページ】問1（5）／問2（5）

【15ページ】問1（5）／問2（4）

【19ページ】問1（2）／問2（5）

【23ページ】問1（3）／問2（1）

【27ページ】（1）

【31ページ】問1（5）／問2（5）

【33ページ】（1）

【37ページ】問1（2）／問2（2）

【40ページ】（1）

【41ページ】（1）

【45ページ】（4）

【48ページ】（2）

【49ページ】（5）

【52ページ】（4）

【53ページ】（4）

【57ページ】（2）

【60ページ】（5）

【61ページ】（3）

【65ページ】（5）

【69ページ】（5）

【72ページ】（4）

【73ページ】（4）

【77ページ】問1（3）／問2（1）

【79ページ】（1）

【81ページ】問1（3）／問2（1）

【83ページ】問1（4）／問2（2）

【86ページ】（2）

【87ページ】（1）

【89ページ】（5）

【93ページ】（4）

【95ページ】（2）

【97ページ】問1（1）／問2（3）

【100ページ】（3）

【101ページ】（4）

【105ページ】（2）

【111ページ】（3）

【114ページ】（2）

【115ページ】（5）

著者紹介：田中　通洋（たなか・みちひろ）
　労働安全コンサルタント（化学）
　労働衛生コンサルタント（労働衛生工学）

▶ **主な著書**：『化学物質管理者専門的講習テキスト
総合版』（共著、日本規格協会、2023 年）、『第
一種・第二種 衛生管理者免許試験対策　合格
水準問題集 2023 年度版』（共著、労働調査会、
2023 年）、『ミチヒロのつぶやき』（ことこと舎、
2021 年）、『安全工学便覧　第 4 版』（共著、コ
ロナ社、2019 年）など

▶ **主な公職**：「作業環境管理専門家・化学物質管理
専門家指導用マニュアル作成検討会・委員（厚
生労働省委託事業）」（2023 年）、「『外国人労働
者安全衛生管理の手引き』有識者検討会・座長
（厚生労働省委託事業）」（2020 ～ 2023 年）など。

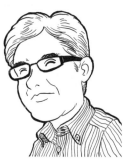

イラスト：河野　光幸

第一種衛生管理者免許試験対策
合格するために覚えておきたい！
有害業務の最重要ポイント９０

令和6年2月29日　初版発行

著　者　田中　通洋
発行者　藤澤　直明
発行所　労働調査会
　　　　〒170-0004 東京都豊島区北大塚2-4-5
　　　　TEL　03-3915-6401（代表）
　　　　FAX　03-3918-8618
　　　　https://www.chosakai.co.jp/

　　　　©Michihiro Tanaka 2024
　　　　ISBN978-4-86788-006-7 C2030

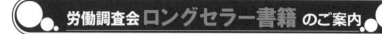
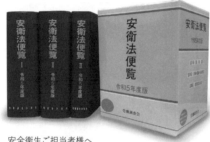